U0380588

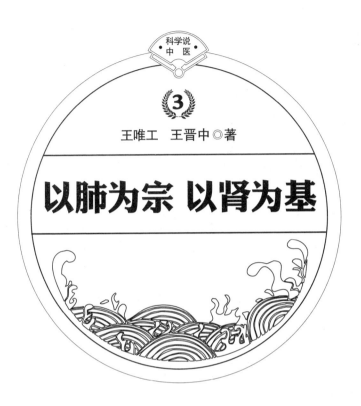

科学说
中医

**3**

王唯工　王晋中 ◎ 著

# 以肺为宗 以肾为基

海南出版社
·海口·

《以肺为宗》《以肾为基》

王唯工，王晋中 著

中文简体字版 © 2021 年由海南出版社有限公司出版发行

本书经城邦文化事业股份有限公司【商周出版】授权出版中文简体字版本。

非经书面同意，不得以任何形式任意重制、转载。

版权合同登记号：图字：30-2021-033 号

**图书在版编目（CIP）数据**

以肺为宗　以肾为基 / 王唯工，王晋中著 . -- 海口：
海南出版社 , 2021.8（2024.2 重印）

（科学说中医）

ISBN 978-7-5730-0095-8

Ⅰ . ①以… Ⅱ . ①王… ②王… Ⅲ . ①养生（中医）
Ⅳ . ① R212

中国版本图书馆 CIP 数据核字 (2021) 第 137869 号

## 以肺为宗　以肾为基
YI FEI WEI ZONG  YI SHEN WEI JI

作　　者：　王唯工　王晋中
出 品 人：　王景霞
责任编辑：　张　雪
策划编辑：　李继勇
封面设计：　尚書堂 · 叫獸　BOOK DESIGN　13261351222
责任印制：　杨　程
印刷装订：　三河市祥达印刷包装有限公司
读者服务：　唐雪飞
出版发行：　海南出版社
总社地址：　海口市金盘开发区建设三横路 2 号　　邮编：　570216
北京地址：　北京市朝阳区黄厂路 3 号院 7 号楼 101 室
电　　话：　0898-66812392　010-87336670
电子邮箱：　hnbook@263.net
经　　销：　全国新华书店
版　　次：　2021 年 8 月第 1 版
印　　次：　2024 年 2 月第 2 次印刷
开　　本：　787 mm × 1 092 mm　1/16
印　　张：　14
字　　数：　168 千字
书　　号：　ISBN 978-7-5730-0095-8
定　　价：　46.00 元

# 编者序

关于"中医科学化",长久以来,一直存在着几种不同的声音。有一群人将科学化解释为西医化,认为中医落后于西医,不屑于从事气与经络的科学化研究;另有一群人认为中医本身是另一套独立的体系,和科学不相关,只需要回到中医体系中研究经典就好;还有一群人认为中医体系即是科学的体系,不须再于此多做辩证,应思考中医本身的优势,以中医的思维来思考中医的未来。当然,也有一群科学家,不论主客观条件如何,不管理念如何分歧,他们在相信中医的信念下,默默地为中医的科学化和中医的现代化努力着。

在这当中,最具时代意义的,当数王唯工教授的论述。

王唯工教授通过脉搏与生理现象的关联,以压力和共振理论来类比血液在人体中的运作,成功地突破了中医科学化的困境。他不仅为传统中医建立了一套现代化的语言系统,同时也为长久以来破绽百出的西方循环理论找到了一个新出口。更难得的是,他所独创的这套气血共振理论一方面与传统中医的精神极为契合,另一方面还能够进行数字化与公式化,这是此前倡导中医现代化、科学化的人所没有做到的。

王唯工教授以此理论为契机,开启了一连串的科学实验和长达数十年的临床验证,随着一本本图书的问世,他的气血共振理论也日趋完善。他深入浅出地解释了许多现代病的病因和诊治重点,对中医的许多概念和原则进行了数学、物理、生理学上的解释，这对人类的健康和生命科学来说，无疑是一个很好的开端。我们看到，在这些先后问世的著作中，王唯工教授不仅通过气血共振理论对病毒感染、高血压、心血管堵塞、水肿等疾病提出了崭新的看法，他还结合传统中医和现代科学的理论对肾、肺以及颈等人体关键部位提出了独特的见解。王唯工教授用他独有的血液循环与能量医学的观点，告诉大众如何通过正确的饮食和运动达到养生保健的目的。他一再主张："西医是治你不死的学问，中医是让人活得快乐的学问。"通过对这套理论的不断探索、扩展和延伸，他找到了一个让中医以科学语言与普通大众进行沟通的方法，让不懂中国传统文化思维的人也能理解中医的内涵，理解"气""经络""阴阳五行"等之于人的意义。

王唯工教授以科学说中医，让我们很自然地对中医的科学基础充满了信心。中国台湾省的著名老中医马光亚先生评价说："古人言脉，大都是在脉的形象上兜圈子，王教授则是研究脉的原理，认定'气'是脉的原动力，并具体说明气血共振的道理，这是更上一层的成就。"美国国家科学院、工程学院、医学院院士冯元桢先生说："中医确实需要科学化，本书是应时而生。"

当然，一个新理论的诞生，也必然将面临观念、临床以及时间的考验与修正，甚至必须面对一些非理性与教条式的反对。而且，这套书所阐释的中医的科学基础也还有待进一步巩固和发展。作者认为，作为一个现代中国人，我们不仅要研究和发扬传统中医的王道医术，也要利用现代医学的优点，像靶向治疗、外拉手术甚至器官移植等就非常值得我们去学习并应用。西医的理论，治病的方法，药物的开发多是依靠统计学，也就是所谓的相关性，他对这些问题也进行了深入的探讨。无论是中医还是西医，这本应是人类医学相辅相成的一体两面，我们没有必要把时间浪费在争论孰是孰非上。所以，作者希望能够有更多的人投入中医科学化、现代化的研究中，希望可以用大规模的人体实验，有系统地分类，有层次地规划，来证明中医的实用性，来阐明中医诊治和中药配方的科学原理。他希望这套书可以作为一个垫脚石，能让后来者充分利用，进而用力地踏着它奋勇向前。

正如习近平主席于 2020 年 6 月 2 日在专家学者座谈会上的讲话中所说的："要加强研究论证，总结中医医药防治疫病的理论和诊疗规律，组织科技攻关，既用好现代评价手段，也要充分尊重几千年的经验，说明白、讲清楚中医药的疗效。"作者数十年前探索中国传统中医科学化、现代化的新思维、新方向的努力和勇气，与此不谋而合。也正是在这种数十年如一日的坚持下，在数以万计的患者的验证下，王唯工教授的理论在逐渐开花结果，基于这个理论而开发的脉诊仪也已服务于病患。

我们在想，这样一个以中国传统文化为根基，却又吸收了最先进的现代科技手段的创新理论，在接下来会如何发展呢？它对传统中医的拓展能不能得到大众的认可呢？又或者说，它能不能对我们的日常生活观念产生更加有益的引导呢？

我们对此拭目以待。

# 目　录

## PART 2

### 以肾为基

序一

# 抓住问题核心，发扬先祖智慧

这是我们的第九本书了。

当我写完第一本书后，就觉得自己已经"江郎才尽"了，似乎我想说的话，一下子就都说完了。一直到现在回顾才发现，我在不知不觉间已写了许多本书，并且下一本的大纲也已经完成。这本新书不仅统合了《黄帝内经》《难经》之不同，也对传统"气"功、内功、外功，做了以现代生理学为基础的分辨与解析。

我自己回想一下，我写书的重点在于"抓住问题的核心"：在中医理论方面，我们抓住了"气"，提出共振血循环理论；有关河图洛书，我们提出谐波与本征模的概念，并把 1 至 9 数字的含义，做了最广义的应用。

其实在中医之经络及脉诊的讨论中，我们也用了谐波与本征模的概念，并因此发现了中医的发展是在不断退化当中的。

《黄帝内经》《难经》之十二个本征模（经络），到了《伤寒论》的六经辨证时，就被切掉了一半，而且在这十二经减缩为六经的过程中，没有任何理论根据。唐朝孙思邈曾经想要回到十二经络的分经分治概念上来，但他只了解了十个经络，其中就少了心包经与三焦经。

金元四大家之前有张元素试图恢复十二经辨证及用药，他的贡献非常大，但是他受重视的程度却不如金元四大家。其实金元四大家也是各执一经，四个人只抓住了四条经络，因此又从六经变成了破碎的四经。而到了温病学说或营卫理论，就只剩两经或三经（谐波三为营，谐波九为卫；或三、六、九为一组），两三千年的中医发展，我们现在看到的是十二经退化到只剩下两三经的残破局面。

其实由延伸阅读《中国医学之现代观》一文，可知谐波之产生是数学的必然，所以我们大胆地反对"五行相生相克"理论。因为这既不是谐波，也无法证明其为本征模。只要能提出一个科学实证的特例，证明有一个特定系统，是以五行为本征模，又能相生相克，也就很伟大了。

我们的远祖早在数千年前就悟出了这个谐波与本征模的道理，因而留下《黄帝内经》《河图洛书》《神农本草经》等巨著，但遗憾的是我们至今仍不得其解，更不要说将其广泛应用了。

奋起吧！让我们努力发掘先祖留下的智慧，以河洛文化补足现代科学、文化，尤其是医学之不足，并将其发扬光大。

王唯工

序二

# 承先启后，我的脉诊之旅刚刚开始……

记得在我小学三年级的某个清晨，我刚起床，爸爸就迫不及待地走过来，跟我说起他对中医脉诊和循环系统的一些猜想。当时刚离开被窝、仍迷迷糊糊的我，虽然正面对着他那口沫横飞、一脸兴奋的样子，但眼睛却一直在斜盯着他手里拿着的刚从巷口买回来的那一袋小笼包。

在中学的一个暑假，爸妈费心地让我用打电玩的 Apple Ⅱ 个人电脑，把一个一个正弦波相加在一起，然后我突然发现这合成的波形竟然很眼熟，和在爸爸实验室看到的桡动脉脉搏波非常相似……

大三升大四的暑假，爸爸为了训练我，把脉诊仪第二代改版的硬件及固件都交给了我，让我进行升级和完善。那时我刚学 8051 单片机编程，暑假每天都在实验室 debug（指程序员对编好的程序进行漏洞排查，从而尽量消除错误或漏洞），同时我也在准备美国研究生入学考试（GRE）。后来仪器的升级完成了，但是我的 GRE 却考砸了。

从大一开始，爸爸便一直希望我去修生理学和生物化学。但直到博三，我才终于硬着头皮去跟大三学生一起上课，虽然身边的"小孩们"都不能理解"怪叔叔"来上课的动机，特别是在一次做解剖青蛙的生理学实验时，那个落单的学生不得已只能跟"怪叔叔"一组……而在职场待了几年后，我发现当年的努力，为我日后的研究拓展了广度，可以说影响不小。

出国留学以后，脱离了家庭的影响，我开始了自己的职业生涯规划，虽然爸爸每次在越洋电话中都会很兴奋地跟我讨论最新研究成果，但电话另一头的我却总想着怎么把医疗影像仪器尽快研究完成，脉诊研究跟我似乎没有什么关系了……

前些年，我在国外已能独当一面，也曾主导过一些大型医疗影像系统的研发及产品化，与脉诊研究的距离更是愈来愈远了。虽然爸爸从2011年就开始不停地召唤我，但我在国外已逐渐开拓出自己的一片天地，面对着眼前安逸的生活，艰苦创业似乎不是我想选择的，尽管我心里隐约知道，有一天，我会接续爸爸的研究。

2015年初冬，由于不忍见爸爸年事已高，还得忙忙碌碌地推广他的研究成果，也为回应父亲"当仁不让"的期望，我辞去了工作，接手父亲的研发团队，秉持着发挥自己最大正面影响力的初衷，将脉诊研究和推广脉诊普及化设定为今生的事业。

经过两年的努力，我们已经有上千台脉诊仪器在世界各地照护着许多人的健康，大规模的临床研究也持续进行着。本书中记载了许多我们最新的研究成果，相信在不久的将来，在新科技元素的加持下，脉诊仪将成为照护人类健康的最有效的工具之一。

最后，爸爸的书写完了，而我的脉诊之旅，才刚刚开始……

王晋中

以肺为宗

前言

# 循科学轨迹追寻中西方医学的融合

这部分内容我以"以肺为宗"为名，题目来源于《黄帝内经》中所说的肺为宗气之源。宗气又是什么呢？宗气其实就是现代生理学所说的氧气。

以前我写过一本关于水肿的书，书中点出二氧化碳不能从人体内排出去，就会形成酸水，也就是碳酸水。这可是人体湿气之根本，也是人体老化的指标。人愈老，累积的湿气愈重，酸水愈多，人也就因此变得越来越臃肿、迟钝、粗糙、无力……一切老化的表象都会显现出来。

本书与以前那本关于水肿的书互补，书中将身体吸收、运用氧气的机能做了分解，也就是对二氧化碳排出做了进阶的生理分析，把二氧化碳与钙在身体的储存、运用及流失做了一个完整的分析。

这个课题对如今人们常做的补钙也进行了一些量化分析。人体排出二氧化碳，主要靠肺。所以"以肺为宗"，第二线才是肾脏排尿与皮肤排汗，但这与肺脏排出二氧化碳的效能相比相差何止千百倍。而以钙来中和二氧化碳，只是临时的、救急的最后手段，其成本之高与效率之差都是很可怕的。

西方生理学是化约的，它将氧之吸收与二氧化碳之排出的每一个步骤都做了仔细的分析，这也是我们书中、生理学中呼吸部分的主要知识。但是在各种排出二氧化碳的机能中，其效率、重要性、与其他生理机能间的相关性，却因过度化约而难免让人看不真切。

中医之观察是表面的、表象的，但往往是许多化约机制的总结。如人之老化表征，不论是走不动路、思绪混乱、皮肤粗糙、肌肉松弛，还是老眼昏花、高血压、糖尿病等，都是二氧化碳排不出去，阻碍了钙的信差功能以后，逐个发生的。

中医不知二氧化碳是如何排出身体的，却能看出最终老化之指标，并以此作为治疗的指引；而西方生理学知道了各种二氧化碳排出的管道，但并没有明确地指出其与各种老化指标间的关系。

我们希望以本书为一个引子、一块垫脚石，一名中西方医学、生理学融合的马前卒。希望各位关注中西方医学研究的朋友勇敢地挥军进来，一起收割这丰盛的成果，以飨世人。

# 肺为气之本

## 人体的运作由能量催动

　　若把人体看成一部机器，要维持机器的有效运作，需要具备的最基本的条件是能量，而且性能越好的机器，能量用得越凶；越精细的机器，需要的操控越精细。人体的能量究竟是怎么来的？它是用什么方法储存、供应的？就在我们动脑思考这些问题的同时，人体的能量也正在被大量地消耗着呢！

## ⤳ 能量推动人体的运作

若把人体看成一部机器，要维持机器的有效运作，需要具备的最基本的条件就是能量。

我们走路要用能量，讲话要用能量，思考要用能量，呼吸要用能量，心跳要用能量，甚至吃饭、喝水都需要能量……

这部机器的架构是由基因主导的，同时遵循一些物理、化学、生物、医学的基本原则，才能正常运作。难以想象女性的子宫中竟能生长出如此出众又独一无二的"机器"。

不过，无论你拥有的"机器"是何等优秀，又是何等独特，要维持这部"机器"的运作，你就必须用到能量。而且性能越好的"机器"，能量用得越凶；越精细的"机器"，需要的操控就越精细。就在我们动脑思考这些问题的同时，人体的能量也正在被大量地消耗呢！

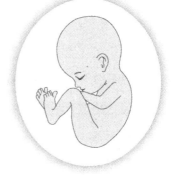

每个人从在母亲子宫中起就是独一无二的个体。

### 一个炉子的汽车能量供应

汽车的能量，来自汽油。但汽油只是含有能量，还需要用氧气燃烧它，才能释出能量。

氧气是怎么供应的，汽油是如何被送进炉子的，燃烧是如何管控的，这些都是汽车功能好坏与否的看点。

汽车的炉子是内燃机，要把火限制在一个金属容器之中，又不能让金属被高温熔化，这是需要精心设计打造的！

而汽车只有一个炉子，进燃料，送氧气，控制燃烧和排废气，要做到有效掌控这些步骤，这个炉子就必须有精细的管路、精确的时程控制和精密的结构才行，最后这个炉子还需要把能量释放出来以便行车上路。

### 人体的"炉子"有 60 兆个以上

我们再回头来看人体，人体的"炉子"存在于每个细胞之中，而最接近"炉子"的结构是线粒体（mitochondria）。

那么我们的身体内有多少细胞呢？

大约是 $6 \times 10^{13}$ 个，也就是 60 兆个。由此推估下来，等于在人体内有 60 兆个"炉子"，因为一个细胞可能不止一座"炉子"。

每个炉子都要进燃料、充氧气，将能量释放出来传送给整个细胞，以供细胞使用，最后还要将废气排出。

像这样复杂的机器又将如何设计呢？

接下来，我们将重点讨论身体产生能量及运用能量这个过程。尤其重要的是，如何提高能量的产生及使用效率，以促进身体之健康。

而这个能量之供应，是如何在中医的"黑盒子"系统中表达、表现的，如何改善才能提高它的效率，这些都是后面篇章讨论的重点。

## ～ 人体能量的产生与储存

人体能量之产生，主要来自糖类与油脂的燃烧，类似工业上烧煤及石油。这在本系列之前的书中详细讨论过。简单来说，**碳水化合物（以葡萄糖为代表）和脂肪，是我们身体中常用的两大类燃料，也是人体主要的能量来源。**

人体的"炉子"分布在全身每个细胞之中，其主要结构是线粒体。细胞使用的能量越多，其线粒体就越多，它形成的是我们常说的红肉；相反，细胞使用的能量越少，其线粒体也越少，它形成的是我们常说的白肉。在这个结构中，烧燃料不会产生高热，因而效率特高，没有过多的能量以废热型态排出体外。

能量的储存，又是一门学问。

一般而言，能量的表现形式是多种多样的。电能，就是我们日常用的电，在日月潭或三峡大坝，就是靠水由高处往下流而产生的。水储存在高处，具有势能，往下流时就能发电或做功。

而最常用也最有效的储能方式是"化学势能"。

### 细胞储存能量的手段

绿色植物在进行光合作用时，会利用阳光的光能、土壤中的水（$H_2O$）和空气中的二氧化碳（$CO_2$）合成富含能量的葡萄糖。也就是说，葡萄糖就是在 $CO_2$ 与 $H_2O$ 化合成葡萄糖分子时储存的太阳能。当葡萄糖在细胞中燃烧时，又会变成 $CO_2$ 与 $H_2O$，同时将其储存的能量释放出来。

那么，这个释放出来的能量又是如何储存在细胞之中的呢？

当葡萄糖的能量释放出来后，会由另一个分子 ADP（adenosine diphosphate，腺苷二磷酸）来接手。ADP 分子储存了葡萄糖在线粒体中燃烧时所释放出的能量，并且会在自己的身上加挂一个磷酸根（$PO_4$），成为 ATP（adenosine triphosphate，腺苷三磷酸）。这个 ADP 也可再释出一个磷酸根，而成为 AMP（adenosine monophosphate，腺苷一磷酸），此时又可释出一份能量。

ADP（腺苷二磷酸）

ATP（腺苷三磷酸）

AMP（腺苷一磷酸）

这就是细胞储存能量的手段。

分子、油脂、糖类甚至氨基酸，将燃烧后释出的能量，储存在 ADP 或 ATP 分子之上。增加一个磷酸根进行储存，减少一个磷酸根可以释出，所以 ATP 分子就是细胞能量消耗的提供者。

### 细胞能量短缺的应急措施

当细胞不需要能量时，线粒体仍会做出大量 ATP，储存起来备用。如果细胞急需大量能量，则循环系统会增加供血、供氧，线粒体会加速燃烧葡萄糖，以提供更多的 ATP。

倘若能量实在未能及时供应，葡萄糖会直接分解（不经过线粒体）成为乳酸，以挤出少量 ATP 来应急。这也就是不常运动或没有运动习惯的人，突然从事激烈运动之后，就会全身酸痛的原因。

此外，人体需要大量 ATP 能量供应的组织，如肌肉，还有更进一步的储存能量机制，即把能量储存在另一种分子——磷酸肌酸（PC）之中，以增加能量的储存空间。

一个好的运动员，在比赛期间，他肌肉中储存的能量一般来说都是足够的，并不需要由心脏额外加强输送氧气以产生更多能量。

这个能量储存的机能，科学家经过了几十年的生化、生理研究，才得以了解其每一个步骤是如何运作的。

## ≈ 中医对能量储存的理解

中医不知道葡萄糖，不知道线粒体，更不要说 ATP 了。

如果将人体看作"黑盒子"，中医对其能量储存了解吗？从西方科学的角度来看，结论一定是"完全无知"。

真的是这样吗？

在《黄帝内经》中我们找不到有关能量储存的记载，然而里面有许多关于"湿"的文字。**以现代生理学来理解，"湿"是因为二氧化碳来不及排出"黑盒子"而使人产生的由外可以观察到的一些"病态"。**

在《神农本草经》中，我们找到了一些线索：

> 上药一百二十种为君，主养命以应天，无毒，多服久服不伤人，欲轻身、益气、不老延年者，本《上经》。

而一些上品药也有"久服身不老""久服轻身不忘、不迷惑"之效，常吃许多上品类的食物也会让人身体变轻。

### 轻身的概念与定义

"轻身"究竟是什么意思？是指人在称重时变轻吗？

在中华武术中有一种功法叫"轻功"，人们练成后可以飞檐走壁。中华文化中有个词叫"身轻如燕"，和闽南语的"脚手流利"大概描述的都是人们观察身体动作时看到的相同的现象。

这也是"黑盒子"的逻辑！我们不去追究身体内发生了什么生化反应、生理变化，而是直接观察行动上的变化，就得到"轻身"这个概念。

这种"轻身"至少有以下三个前提。

（1）骨骼坚固，不能缺钙。

（2）肌肉强健，不能堆积很多二氧化碳及酸水。

（3）储存足够的 ATP 及 PC。如此一来，才能支持一段时间的激烈运动，而不会心跳加速，大口喘气。

## 中西医的观察大不同

西方生理学观察到的是 ATP 存量丰富，肌肉能够承受激烈运动；中医观察到的则是"身轻如燕""轻身"。

西方生理学观察到了 ATP 分子与 PC 分子的功能；中医观察到的是身手矫健所表现出来的"身轻"。

简单来说，中医的观察是以体表可以观察到的现象为主，也包括人的行为、气色，等等。

翻开《黄帝内经》，其中对五脏之描述有：

> 心者，生之本，神之变也，其华在面，其充在血脉……
>
> 肝者，罢极之本，魂之居也，其华在爪，其充在筋，以生血气……
>
> 肾者，主蛰，封藏之本，精之处也，其华在发，其充在骨……
>
> 脾……能化糟粕，转味而入出者也，其华在唇四白，其充在肌……
>
> 肺者，气之本，魄之处也，其华在毛，其充在皮……

而描述六腑的只有一句：

> 凡十一藏，取决于胆也。

这也是《黄帝内经》的科学精神，即"不知者为不知"。

《黄帝内经》中对其他六个属于腑的经络（胆、胃、小肠、大肠、膀胱、三焦）虽有着墨，但对于腑本身的核心生理功能则所言不多。

# ◆《黄帝内经》的脏象指导 ◆

《黄帝内经》主要是对五脏之核心功能，也就是脏象，进行了指导。

## 心："生之本，神之变也。"

这里并未指出心脏的主要功能是为血液流动提供压力，使血液运行至身体各个部分，也不知道心脏、动脉、静脉、微血管是血液流动的管线，更没有对心脏的结构分二心房、二心室的了解。在这里仅以一句"神之变也"似乎就已概括了心脏与血管的主要功能，那就是本、神。换言之，也就是将血送达身体各部位、各组织，才能维持各器官、各组织的基本生存。大脑是对于血液供应最敏感的器官，一旦供血有变化，则脑子的功能，包括人的行为，甚至性情，都会随之变化。如要了解这个本、神之变，要加这么多解释，就要具备丰富的生理知识。《黄帝内经》以其系统的理论，即使是用"黑盒子"的方法，也可通过直接观察人的行为，而得到"心者，生之本，神之变也"的结论。

那么，要如何通过外观来诊断心的健康与否呢？

针对这点，《黄帝内经》又用了"黑盒子"的方法论，提出"其华在面"，也就是心的功能很好，脸部气色就会好；而"其充在血脉"，则表示感受其脉搏时，其脉强而有力，充满生气。这些都可通过望或切来进行判断，是可以在"黑盒子"外面看得到的信息，通过这些信息进而诊断心之健康状态。

## 肝："罢极之本，魂之居也。"

这说明肝是一个人是否容易疲累的决定性器官。肝好者，不容易累，耐操；而操持过度，工作劳累就会"爆肝"。这也是从人的行为来定义肝的功能的，而不是通过血液内肝酶的浓度或者观察肝上是否长东西等诸如此类"黑盒子"里面的信息来作为肝的现况诊断的。通过外在的观察，看人是否容易感到疲累，进而看手及手指的色泽、型态是否健康，得出肝功能健康与否的结论。如果看到指甲有凸起或凹陷，甚至变黑、变色，手指关节变形，这都表示肝的代谢、解毒功能有所不足，将有害物质堆积在了指甲与手指关节等处。一个人经常感觉浑身酸痛，说明他的胆经不畅。肝气郁结，也会造成氧气不足，容易抽筋。

## 肾："主蛰，封藏之本，精之处也。"

肾主管收藏，把好东西留下来，把不好的东西排出去。留下来的好东西收藏在脑髓及骨头之中，而不好的、身体不要的东西，就由大小便排出体外，亦即"肾司二便"。肾为先天之本，主收藏，也执行精、气、神三宝之收藏功能。

## 脾："能化糟粕，转味而入出者也。"

脾可吸收食物的营养，转化为各个器官、组织可使用之能量。由嘴唇的色泽、皮相可观察脾的健康状况，这也表现在肌肉上，因此吸收好的人容易长胖。

## 肺："气之本，魄之处也。"

肺是魄的来源。魄与神有些相似，但又不尽相同。魄在中华文化中指的是一些情绪的反应能力，例如喜、怒、哀、惧、爱、恶、欲（七魄）这一类的表现。如果心不健康，人们所表现出来的就是基本行为能力或性情的改变；如果肺不健康，则人的喜怒、爱欲这些情绪不能正常表现，可能会显得呆滞，不太会表达情绪。由皮肤与其上之毛可以观察到肺的健康状况。

　　以上我们分析了这么多，尤其《黄帝内经》对于五脏功能的说明是借由体表及行为等外在可以观察到的变化得出的，我们并不认为这都是正确的，我们只是在强调《黄帝内经》对于这个"黑盒子"的分析方式。当然，观察"黑盒子"的表面外观，以及"黑盒子"在行为上的表现，我们还是可以做出很多分析及诊断的，也通过一些经验能对"黑盒子"的内部有一些了解。

# 肺是打气机

## 人体器官是多个独立鱼池

第二章

想象动脉是把水送进鱼池的管子，静脉是将水由鱼池排放出来的管子，肠胃是喂食工具，肺是打气机。人体各个器官是多个独立鱼池，在鱼池中养着各种鱼（细胞），鱼的呼吸、吃食、拉屎都在池水中进行。鱼池中水的浊度能通过我们的气色反映出来。

## 身体缺氧的因应做法

身体在能量与氧气都充足时，会将能量以 ATP 分子或 PC 分子的方式储存起来，以备后用。中医在对"黑盒子"的观察中，用"身轻"来表述这一生理状态。

### 缺氧时的救急措施

身体在供氧不足的情况下，首先使用的是体内储备的化学能。如果在储备能量用完之后，氧气仍然不足，身体又将如何救急呢？

在有葡萄糖却又缺乏氧气的情况之下，身体的救急方法是直接将葡萄糖分解为两个乳酸，以挤出两个 ATP 分子。

为什么说这是救急呢？

因为乳酸并不是正常的新陈代谢中间产物，在人体中聚集多了会引起人体中毒。所以一旦氧气到位了，乳酸还是会回过来吸收两个 ATP 分子的能量，重新合成葡萄糖以进行正常的代谢，从而进一步分解为二氧化碳与水。

### 不能"身轻"的元凶

如前所述，乳酸聚集是不能"身轻"的元凶之一，此时的身体不再有储存的能量，反而有了能量"负债"。

而不能"身轻"的另一元凶，则是二氧化碳沉积于体内，无法被顺畅地运送到肺部，进而排出体外，这使得组织开始酸化涨水，逐渐形成水肿。

乳酸在体内是不能大量堆积的，当身体进行救急之后，总是会再将乳酸合成为葡萄糖。但是二氧化碳就不一样了，二氧化碳可以在身体中大量储存，这个过程在我之前出版的书中已做过说明。

**二氧化碳是身体产生能量之后的废弃物，必须把它从身体中排出去，排出的二氧化碳回到大气中，再经由植物的光合作用，利用太阳的能量，又还原为葡萄糖与氧。这就是"碳"与"氧"在自然界中轮回的过程。**

### 酸水堆积与老化的关系

当人体老化时，首先老化的是阳经，也就是共振频较高之腑，而具体体现在身体的部位就是脖子，但若从能量供应的角度来看，根本原因其实就是二氧化碳排不出去！

在关于"排湿消肿"的书中，我介绍了二氧化碳如果排不出去，身体是如何包装这些"垃圾酸水"并通过汗或尿液排出体外的。

这里我们要更进一步讨论，这些"垃圾酸水"在身体中是如何反应的。了解这些"垃圾酸水"的堆积过程，可以让我们清楚地知道我们的身体是如何老化的，并且知道这个老化的过程在中医的"黑盒子"系统中又是如何描述的。

## ３ 二氧化碳是麻烦制造者

过去我在关于"排湿消肿"的书中曾指出，我们的身体处理"垃圾酸水"的主要手段，就是用脂肪把酸水打包起来，塞在其他不太需要运动的位置，像肚皮、脖子、上手臂、大腿等处就是首选。

因此，我们常会发现，在一个人变成老公公或老太婆时，其体形也常常会变成这样：大肚，圆腰，双下巴，"蝴蝶袖"，粗大腿，再加上一张圆嘟嘟的脸，整个体形就像气球一样圆滚滚的。

以上所谈的是垃圾酸水所引起的身形改变，这几乎就是一般人老化时的标准模式，也是我们比较一个中年妇人的身形与一个妙龄少女的身形时所能看到的强烈对比。

### 堆积出圆胖的体形

体形的变化在女性更年期之后特别明显，也凸显了雌激素对女性血液循环的重大影响。

女性迈入更年期后，雌激素分泌大量减少，血管弹性降低，血液流动也变得不太流畅。血液循环变差，氧气供应效率下降，二氧化碳排出不顺，酸水堆积于体内，导致许多中年妇女的身材因此变得圆滚滚的。

到此为止，我们只探讨了二氧化碳排不出去时，在体内堆积储存的方式。二氧化碳与水结合后，生成碳酸根（$CO_3^{2-}$）与水合氢离子（$H_3O^+$），它们在体内也是麻烦制造者。

### 酸水泛滥的生理影响

将酸水打包，是身体成系统、大规模的垃圾处理方式，但其他一些零星的、分散的、一时来不及处理的酸水，还是会在体内制造大麻烦——这些自由基及酸根会与任何可以结合的离子起化学作用。

最严重的是，它们与基因的基底结构结合会引起基因的错误甚至突变，从而形成癌症。

并且这些垃圾对于人体其他的生理机能，也会形成干扰，小则降低效率，造成机能退化；大则产生错误，导致人体生病。

当二氧化碳在人体内无法被顺利排出时，就会生成水合氢离子（$H_3O^+$）与碳酸氢根（$HCO_3^-$）。这些突然升高的酸根与碳酸氢根在身体中流窜，遇到了可以中和的离子或分子，就会发生化学作用。

### 遵守电性的平衡

在化学反应或物理扩散的原则中，电性的中和（平衡）是最重要的原则之一。

每个正离子附近一定要有个负离子，因为电磁力在一般的化学、物理反应中是非常强大的力量。

身体中的任一正常空间都必须遵守电性的中和原则，只有细胞膜的两边，或在类似的结构中，因为有巨大的电容，所以正负电才能被分开并被存在膜的两边。而在一个电荷可自由流动的空间中，即使是很小的空间，其电性都是中性的。

这些酸根及碳酸氢根，在身体的各个组织之中，会制造什么样的混乱呢？在进入正式讨论之前，我们先来了解一下酸根。

## ≋ 调节体内酸碱平衡的机制

在身体中电性的平衡是一种非常重要的平衡，而另一种非常重要的平衡，就是酸碱度的平衡。

**几乎所有溶液中的分子在酸碱度改变时，都会因为得到酸根或失去酸根而改变其化学性质。**若要维持生理与生化功能，则身体中的体液，也就是所有细胞外的液体，包含血液和其他体液的 pH 值都要在一个小范围之内。

不过像汗水、尿液等这些将要排出体外的液体，因为它们和体内的细胞外液体已经隔绝，所以其酸碱度就不再重要了，也就是说它们的酸碱度不会影响身体中的生理与生化之反应。不但如此，身体还会利用这些将要排出体外的液体来进行调节，以维持体内细胞外液体酸碱度的平衡。比如，体内的液体太酸，那些多余的酸就会随着汗水和尿液一起被排到体外。

### 酸碱平衡缓冲机制

在体内维持酸碱度的稳定，主要依靠的是"碳酸氢盐缓冲系统"与"磷酸氢盐缓冲系统"。

"碳酸氢盐缓冲系统"与细胞代谢有关，细胞代谢在产生能量的同时也产出二氧化碳，而二氧化碳又可通过肺脏呼出体外，可以稳定地调节体内的酸碱度。

"磷酸氢盐缓冲系统"则与身体能量的储存、转化有密切关系，这在前面已讨论过，不再赘述。

这两个系统都是体内应用最广的二价酸与三价酸，也就是带有两个或三个酸根，特别适合用来做缓冲剂。因为两个或三个氢离子，可以一个一个地被释出、解离，用来调整氢离子浓度，也就是 pH 值（酸碱度）。

身体中最重要的酸碱调节机制，是由碳酸的缓冲液所主导。碳酸氢盐缓冲系统的酸碱度调节，有一个非常重要的环节，那就是多余的二氧化碳，可以经由呼吸系统，由肺排出。因此在正常的生理状态下，身体还是有能力将多余的二氧化碳排出体外的。

**氮元素的排出**

要维持身体新陈代谢的稳定，就离不开碳水化合物、脂肪、蛋白质这些主要的营养成分。

其中氢原子（H）氧化后变成的水（$H_2O$）是最容易处理的；碳则氧化为二氧化碳（$CO_2$），也可由呼吸系统将之排出；蛋白质分解为氨基酸，除了部分由身体重组为蛋白质供身体的新组织使用，其他多余的氨基酸就代谢为二氧化碳和水，这个过程最麻烦的是氨基（$NH_2^-$）的代谢。

我们所排出尿液的成分中有很大一部分是尿素，每个尿素分子排出体外时，会带走两个氨基，这也是我们的身体排出多余氨基的主要方式。

**启动直接排酸机制**

身体对于过多的酸根，也会像处理其他废料一样，将之排出体外。

酸根带正电，又是酸性的，我们体内最多的强酸是盐酸（HCl）。虽然盐酸的电性是中性的，但是其 pH 值接近 1，如果直接把它排出体外，那么由蛋白质、脂肪等成分构成的身体组织是无法承受的，因为那会使我们的身体组织直接溶化。

不过，我们的身体有将氨基与盐酸一起排出身体的机制。当盐酸与氨结合后生成氯化铵（$NH_3 + HCl \leftrightarrow NH_4Cl$），可将纯盐酸之 pH 值由 1 提升到 4 至 5 之间，如此一来，在氯化铵被排出体外时，不仅酸被排出去了，而且氨基也被排出去了，可谓一举两得。

这个将酸与氨基一起排出体外的工作，一直在肾脏和汗腺中进行。其中在汗腺中进行时，身体会视局部的酸化情况增加排出量，并且排出去的酸汗中还会含有氯化铵。

前面我们说过，在呼吸系统不能完全排出体内的二氧化碳时，身体是如何启动直接排酸机制的，其主要目的就是排出由二氧化碳或其他酸性物质所产生之酸根。

由此可知，**造成我们体质、血液酸化的罪魁祸首，其实就是大量在我们体内堆积、排不出去的二氧化碳**。至于其他由饮食所造成的体液酸碱度的变化，则是比较小的因素，在后面我们还会讨论到。

## 多余碳酸氢根的处理方式

碳酸氢根（$HCO_3^-$）是身体缓冲系统的核心之一，是生理活动的重要参与者。一般而言，身体是舍不得将之排出体外的。正常的情况是由呼吸系统将二氧化碳排出体外，使体内的碳酸氢根与酸根很自然地降低浓度，从而让身体细胞外的体液达到酸碱平衡。

### 当二氧化碳遇到水分子

如果身体组织中的二氧化碳过多，并且一时之间排不出去，二氧化碳就会先与水结合为碳酸（$H_2CO_3$），以避免二氧化碳在组织中到处乱窜。

也就是说，二氧化碳以气体的状态存在，并在附近游荡，直到遇到新的水源，再结合成碳酸，才能安定下来。所以在二氧化碳排不出去的地方，体液中就会充满了碳酸（$H_2O + CO_2 \leftrightarrow H_2CO_3$）。

### 人体供血系统知多少

如果体内的二氧化碳排不出去，那么可能会对我们的身体造成哪些危害呢？这是当代生理学尚未研究过的问题。

此外，当代生理学对于血液循环的了解也存在误区，总是以为只要心脏在跳，血管也没有阻塞，每个器官与组织就都会有充足的血液供应。这就是"流量理论的血液循环观"。这种观点认为，血液通过心脏泵出之后，就会沿着血管，流到各个组织与器官中去。

其实即使是家用自来水的供给，或者因为水压不足，或者因为供水量不够，都有可能导致末端用户缺水的现象，更何况人体内供血系统的管线，比起自来水供应管线要复杂得多，并且相较之下供血系统所提供的动力也太小了（心脏的功率只有1至2瓦）。

当代生理学不只对于供血系统了解得不够，对于肺输送氧气和排出二氧化碳的效率，同样了解得不够。

一直到现在，测量动脉中的氧含量都没有合适的工具。目前所普遍使用的脉冲式血氧浓度器，只能做血中氧含量之定性测量，用来观察病患的血氧浓度，并在血氧浓度急速下降时发出病危通知。

至今都没有研究血中的氧含量的有效仪器，更不要说"研究一个器官的氧含量"，甚至是"研究一小块组织中的氧含量"了。

### ⇒ 用养鱼池的概念比拟人体

为了帮助大家更深刻地了解细胞间溶液之于身体健康的重要性，我们可以用养鱼池的概念或想法来比拟人的身体：

动脉是将水送入鱼池的管道；

静脉是将水由鱼池排放出去的管道；

喂食的工具是肠胃，而打氧气的工具是肺。

人体各个器官是多个独立的鱼池，

里面养着各种不同的鱼。

在鱼池中养着的鱼，是离不开水的。不论是氧气、营养还是废料，都是水的内含物，鱼呼吸、吃食、排便等，都不可能离开水而进行。

如果把鱼换成细胞，把鱼池换成组织或器官，这二者就更加相像了。

### "鱼池说"与体检

动脉是将水送入各个鱼池（器官）的管道；而静脉则是将鱼池（器官）中的废水带走的管道。

废水汇集之后，通过一些过滤的装置，将池中的废水进行过滤，把过滤出来的废物通过其他管道排出去，而大部分滤出杂物后的清水（或体液）又通过循环系统流回了鱼池。在身体中，过滤在肾脏内完成，滤出来的脏水就是小便。

我们在做身体健康检查时总是会检查小便，检查静脉血液，通过这两个方面的检查，我们就可以了解各个"鱼池"的"水"中的有毒物质和废料的情况，因为各个"鱼池"的"水"在混合稀释之后，就有机会透过检查得到的数据推测身体的健康状况。

### 鱼池水是如何产生变化的？

这个静脉血与尿液分析，只是检查到了各个"鱼池"的"水"汇集以后的情况。至于每个"鱼池"中的水质情况如何，目前我们还没

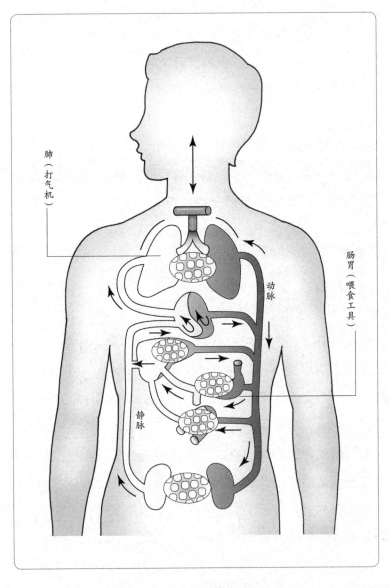

肺（打气机）

肠胃（喂食工具）

动脉

静脉

人体内"鱼池"分布示意图

有能力直接去测量。

这些"鱼池"中的"水"究竟是如何发生变化的，又是如何产生废物、毒物的，它们进而又会产生什么病变，这些问题至今也没有多少研究成果。

我们由验血、验尿看到的，是混合后的"废水"的状况，是变化之后的结果。此时，鱼（细胞）死了，鱼（细胞）臭了、被分解了，还产生了许多废物，"废水"在静脉的输送下，过滤为尿液，然后对尿液进行检查，得出各项指标的结果。

其实，中医的脉诊多少可弥补一下这方面的不足，通过脉诊也可以看到各"鱼池"中的"鱼"与"水"的一些物理性质。但这些"鱼池"中的水质又是如何发生变化的呢？这是大家都想知道而无法回答的问题。

所以，下章就让我们试着对各个鱼池（器官）中的"水"做些猜想。

## ≋ 细胞内外也有运送控制机制

细胞间质的成分，主要是钠离子和钙离子，而以二价碳酸为缓冲溶液。也就是说，"鱼池"中的水主要成分都是相同的。

如果二氧化碳过多并且无法被顺利排出，那么在此间质中又会发生些什么现象呢？

二氧化碳是身体体液（不论动脉血、静脉血或细胞间质液体）主要的缓冲溶液的核心成分。

细胞间质的成分与血清十分相似，但各细胞内的成分却完全不同。细胞间质的主要成分是钾离子和镁离子，以三价磷酸为缓冲溶液。

一个成年人的体内含水量占人体体重的比例大约为 70%，其中细胞内的水分约占 40%，细胞间质的水分约占 20%，动静脉的血清之中的水分约占 10%，当然，还有些水分是口水、尿液等。

### 调控人体重要功能的关键因子——钙离子

在细胞内及细胞外这两个空间中，钾离子主要是在细胞内，而钠离子主要在细胞外。这是细胞膜电压和许多营养成分由细胞外运送到细胞内、细胞产生之废物由细胞内运送到细胞外的主要控制机制。

细胞内镁离子多，以磷酸作为酸碱平衡液；细胞外钙离子较多，则以碳酸作为酸碱平衡液。

非常有趣的是，钙离子是人体内控制许多机能的关键离子，目前我们已经知道骨骼与牙齿是身体储存钙离子的大本营，尤其是骨骼，储存了身体 90% 以上的钙离子，这些钙离子一方面维持了骨骼的健康，另一方面也保证了体内其他各种重要功能的调节。钙离子的大量储备证明了其在身体调控功能上的重要地位。

### 钙离子的生理作用

钙离子对身体究竟有什么作用，目前我们并未完全知悉，因为其作用仍在陆续发现之中。在此我们只就已知的钙离子对身体的作用做一些介绍：

（1）对血管表皮细胞起作用，维持血管弹性，并使其处在较舒缓的状态，以稳定血压。

（2）释出各种激素，以此为细胞间沟通之信差。

（3）释放神经传导物质，用于大脑做计算、分析与决策，维持正常之脑功能。

（4）参与凝血作用。

（5）活化酶。

（6）活化免疫细胞。以抗原（病原）将免疫 T 细胞活化，并认清特定病原之特征。

（7）帮助肌肉收缩。

（8）帮助胰岛素打开葡萄糖进入细胞的孔道。

（9）帮助精子进入卵子，以促成受孕。

……

## 细胞内外的钙离子含量

细胞内的钙离子浓度大约为 100nm/L，也就是 $10^{-7}$mol/L，这是非常之少的，而细胞外的钙离子浓度是细胞内的 1.2 万倍，也就是 $1.2 \times 10^{-3}$mol/L。

为什么在细胞内钙离子的含量微乎其微呢？

其实正因为钙离子是控制许多机能的关键因子，它在细胞内的含量必须低，否则它对各种生理机能参与和调控的灵敏度和灵活性就会降低，这样的话，想要进行正常的生理调控，就必须让钙离子的浓度变高，这也就进一步促使细胞中的钙离子储量增加。

关于钙离子的生理作用，我们说了这么多，明了之后，我们也就不难理解为什么现代人个个都吃钙片或高钙食物进行"补钙"了。话说回来，如果现代人体内的钙离子储量是足够且有余的，那么现代人又怎么还会"缺钙"呢？

# ◆ 高钙食物表 ◆

※ 每百克食物中钙的含量（mg= 毫克）

| 帕玛森奶酪 | 切达奶酪 | 瑞可塔意大利乡村软酪 |
|---|---|---|
| 1140mg | 720mg | 90mg |

| 芝麻酱 | 芝麻 | 榛果 |
|---|---|---|
| 427mg | 125mg | 114mg |

| 杏仁果 | 奶粉 | 脱脂牛乳 |
|---|---|---|
| 234mg | 909mg | 122mg |

| 全脂酸奶 | 母乳 | 糖蜜 |
|---|---|---|
| 121mg | 33mg | 273mg |

| 黑糖 | 蜂蜜 | 扁豆 |
|---|---|---|
| 85mg | 5mg | 79mg |

| 豌豆 | 鹰嘴豆<br>（雪莲子） | 小麦胚芽 |
|---|---|---|
| 62.7mg | 53.1mg | 72mg |

| 水煮鸡蛋 | 面粉 | 柳橙 |
|---|---|---|
| 50mg | 41mg | 40mg |

| 白米饭 | 鳟鱼 | 牛肉 |
|---|---|---|
| 19mg | 19mg | 12mg |

| 鳕鱼 |
|---|
| 11mg |

# 钙的迷思

## 补钙不是保健万灵丹

第三章

　　"钙"，是控制许多身体机能的关键因子，骨骼与牙齿是体内储存钙离子的大本营，但细胞内钙离子的含量却微乎其微，原因牵涉到钙离子的功能发挥。既然钙离子在人体内储量这么大，人为什么还会缺钙呢？那些消失的钙去哪儿了？缺钙催人老，大家流行吃钙、补钙，效果真的好吗？

## ❾ 钙的消耗与湿的堆积

大家都在补钙，有没有人想过，既然钙在人体内的储量这么大，人为什么还会缺钙呢？

"骨质疏松"这四个字，是老年人最常听到也最害怕听到的。因为这个词意味着身体的很多状况！

在谈水肿的书中，我曾经跟大家谈到过身体对于二氧化碳所产生的酸水的处理方式——用脂肪把酸水包裹起来，或者让它随汗液或尿液排走。但是如果二氧化碳的量多到难以处理时，身体又该怎么办？

此时，生理上就会动用钙来中和二氧化碳。

### 钙如何中和二氧化碳

碳酸钙（$CaCO_3$）是固体，它的溶解度非常低，而在骨骼之中，钙多以磷酸盐及碳酸钙的形式存在，为骨骼增加支撑力。

如果人体内二氧化碳太多，二氧化碳就会先形成碳酸，然后与碳酸钙结合，从而形成碳酸氢钙，化学方程式为：$CaCO_3 + H_2CO_3 \rightarrow Ca(HCO_3)_2$。碳酸氢钙不像碳酸钙那样呈固体状、溶解度很低，碳酸氢钙是液体，其溶解度很高。这就是我们体内的钙中和二氧化碳的过程。

### 骨骼的溶解

骨骼的溶解或生长，是由激素来调控的，但在血液或细胞间质液（细胞间液）过度酸化的情形之下，骨骼将会被迫溶解，释出碳酸钙。

此现象在骨头培养实验中可以被观测到，这是最明确的证据。

但碳酸钙究竟是如何在骨头中被多余的碳酸溶解出来的呢？

很可能是碳酸先将骨骼四周的碳酸钙溶解，使骨骼的核心结构变得松散（骨质疏松），并逐步释放出更多钙离子，最终导致了骨骼的空洞化。

这是个缓慢的蚕食过程，最后会将身体整个骨骼结构渐渐掏空，这也是身体老化的标准过程。

而这与我在讲水肿的书中所提出的"酸水集聚"或"湿的堆积"是一样的意思。只是在这里，我把身体除湿、防潮的"大本营"——骨骼，也一起做了介绍，让我们更好地将湿与钙进行连接。一旦我们将"湿的堆积"与"钙的消耗"连接起来，那么我们就能自然而然地进一步了解什么是湿了。

我在其他部分讨论过身体是怎么维持酸碱度平衡及局部能量供应的。

在这里，我们对其再稍微做些整理：

（1）在平时，身体局部会储存大量的 ATP 分子与 PC 分子，以备不时之需。

（2）一旦储备的 ATP 分子与 PC 分子用完，身体就会以一些分子的无氧代谢来进行救急，而最常用的就是将葡萄糖分解为两个乳酸。

（3）不论是乳酸或来不及排出的二氧化碳，都会造成身体的酸化。这是身体要尽全力避免的，以免新陈代谢"迟缓"，进而停滞。

接下来，我们将继续讨论，在二氧化碳无法充分由肺排出之后，身体的各种补偿方式。

## ☞ 湿是老化的开始

生理学的教材中说，血中二氧化碳浓度增高，会刺激呼吸中枢，使呼吸加强。因此，加强氧气与二氧化碳的交换，会让二氧化碳的浓度回归到合理的范围内，以维持血液及体液的 pH 值为中性略偏碱性。

但人体老化最明显的状况，就是二氧化碳不能从体内排出去。

其主要原因是肺的功能退化，以致不能吸入足够的氧气，所以没有能力将多余的二氧化碳完全排出去。

其实这就是中医所谓"湿"的堆积，也是我们老化的开始，接着身体就一步一步地逐渐衰弱，最后走向死亡。

### 中西医对湿的观察

中医由人体外观可见的变化来定义"湿"，这个定义与老化息息相关，但是中医并不知道湿的内在发展过程。

而西方生理学对于二氧化碳如何排出、中和，做了很多的研究，却很少将整个过程与老化联系起来，在枝枝节节的分析中，使整个过程显得很零碎，也就很难看清楚事情的来龙去脉，以及二者是如何关联的。

归结起来，中医的角度是整体的，而且是以表面的观察为主，不知道二氧化碳，也不知道钙、骨骼溶解，等等。

中医只抓住一个指标，那就是"湿"。湿的堆积也就成为中医追踪的唯一对象，因此中医很快就知道，"湿"的起因是肺气不足，也就是宗气不足，肺功能不足；而西医发现的那些细节，也都是非常重要的，它们给中医所谓湿的堆积中的各种生理变化做了补充。

至于西医的问题，则是他们知道许多细节却无法将整体连贯起来考虑。

从事科学研究的人都很清楚，分别做细节研究是容易的，只要抓住一个环节，就能把研究做得很细，完美无缺，轻易就能证明一个点、一个环节。

但是几十个点、几百个点如何串成线？

几十条线、几百条线又如何串成面？

同样的，如何将许多面再联结成体？

在十二经络的系统中，相当于有 $2^{12}$ 种变化，也就是把身体视为十二维空间进行观察。描述身体的状况，也是以十二维空间的方式在描述。

中医这个古老的数字诊断，如果善用十二经络的特征，开发出更多的指标值、特征值，其鉴别力就会变得非常强大。目前我们也只是才刚摸索到了大门口，还没进入换鞋子的玄关，而这座房子有多大，有几层楼，有几个房间，有没有地下室，这些后续的情况就等着大家去一一探索了。

### 老化表象的浮现

**我们从湿的堆积的观念来看，身体的老化是因为体内氧气供应不足，肺功能不彰（宗气不足）所致。**

在前面我们讨论了人体逐步老化的过程，真正的老化在二氧化碳堆积时就开始了。二氧化碳在体内堆积接近饱和，骨骼中的钙被大量释出，而吃进来的钙也无法再吸收二氧化碳，这时真正的老化表象就变得很清晰了。

一方面是运动迟缓，反应迟钝。

另一方面是记忆衰退，思考能力退化。

当体内的二氧化碳堆积得排不出去而开始浮现老化的表象时，我们可以观察到一些明显的变化，比如走路速度变慢、记忆力下降、反应不灵敏等。

其他更进一步的老化现象，比如失眠、手脚无力、骨质疏松、消化不良、便秘、皮肤粗糙、眼睛失神、新陈代谢变差、内分泌失调、免疫力降低等，也都会逐步出现。

## ≈ 老化的状况

当我们体内的二氧化碳无法被代谢掉时，会发生什么呢？

通常来说，细胞内以磷酸为多，而细胞外间质液则以碳酸为多，但是当二氧化碳过多的时候，细胞间液（或称间质液、组织液）中的钙也饱和了，此时二氧化碳就不能在血液或细胞外间隙中被固定住，那么二氧化碳就会以气体形态游离于我们的身体中。

这样的话，我们的身体就会有大麻烦了！

### 钙被中途拦截

为什么说二氧化碳气体在体内游离会有大麻烦？

因为细胞的许多作用机制都是通过钙离子来表现的。

二氧化碳在血液及细胞间隙中饱和之后，其他多余的二氧化碳就会随细胞间液四处流窜，从而进到细胞内。

前面我们提到过，细胞内的钙离子含量非常低，不到细胞外的万分之一。当这些钙离子遇到二氧化碳时，就会溶于水中变成碳酸，并且会立刻被碳酸根或碳酸氢根抓住，从而失去钙离子原有的传递信息的功能。

钙离子在尚未开始产生作用（神经传导、肌肉收缩、血管弹性调控或激素分泌等）前，就被二氧化碳中途拦截了，化合为碳酸钙，这也就等于钙离子失去了功能。

由于钙离子在产生作用之前就被拦截了，这使得肌肉收缩无力，走路步履蹒跚，迈不开大步，更别说是快走或跑步前进了。在神经传导方面，则会造成思绪不清，头脑不明，记忆减退。在这种情况下，老化的各种状况就会像雨后春笋一样很快地冒出来。

### 老化不易由血液检查

在身体中，整个循环系统分成两个体系：体循环与肺循环。

体循环，就是我们一般熟知的循环系统（大循环），从心脏的左心室开始，由左心室射出的动脉血流入主动脉，又经动脉各级分支，流向全身各器官的毛细血管。然后血液又经过毛细血管壁，借助细胞间质液（组织液）与组织细胞进行物质和气体交换。

经过交换后，动脉血变成了静脉血，静脉血把这些组织及细胞中的废弃物与二氧化碳带走，再经过小静脉、中静脉，最后经过上、下腔静脉流回右心房。

废弃物及二氧化碳之所以排不掉，是因为这些细胞间质液酸化了，充满了垃圾。但这种情况开始的时候在一般的血液或尿液检查中是无法检测出来的，只有大面积、大体积的细胞间质液都不正常了，才有机会被检测出来。

肺循环是另一个循环系统，将血由右心室送到肺，这些血经过肺泡，释出二氧化碳，吸入氧气，而活化后的红血球再随着肺静脉流回左心房。

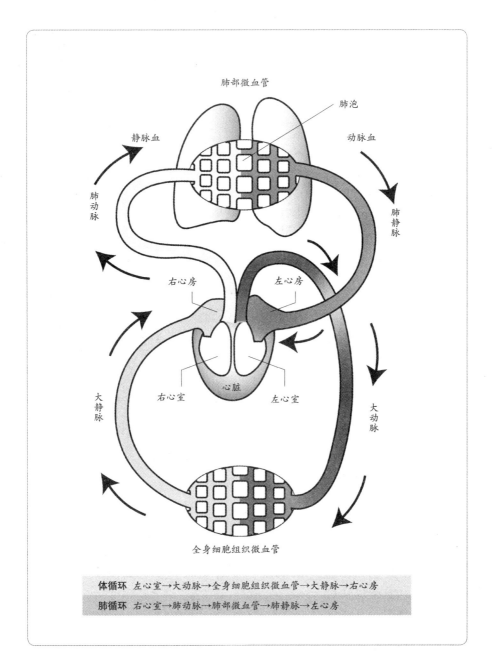

体循环与肺循环路径

以上过程在我以前讲气血共振时做过详细分析。这里我要强调的是，有两个循环回路在肺部同时存在：一个是从左心室出来的体循环，一个是从右心室出来的肺循环。在肺部的体循环只是整个体循环的一小部分，而肺循环则只在肺部运行。

## ⤜ 体循环与肺循环之平衡

当体循环与肺循环在肺泡中交会时，就会有压力平衡的问题，也就是交会所在之处需要在两个循环的压力之间取得平衡。

血液在全身流动，动脉中（包含体循环及肺循环）没有什么空间可以储存大量动脉血，但静脉中有大量静脉血，所以由右心室输送血与左心室输送血几乎发生在同一时间来看，两者的总量一定要相等，才不会使肺部供血造成血液堆积或血液供应不足。

相同地，在肺泡的位置，如果左心室与右心室送进来的血液，其压力不能平衡，则会造成渗透压之不平衡，进而引发肺积水等严重疾病。

### 地心引力是平衡变量

地心引力把一切东西往下拉，也就是往地球表面拉。当人站立起来时，血在引力作用下往下行，本就是在细微控制下才能保持平衡的肺部血液循环，此时又多加了一个变量，因为肺处于心脏以上的位置，这就使得肺更容易缺血。

左心室与右心室送血过来的压力需要在肺泡中平衡，左、右心室的输送血量也需要随时保持一致，在这两大要求之下，只有压力较大的一方降低压力，而血流量较多的一方减少血流量，才能保持肺中血压及血流的稳定平衡。

这个平衡是迁就较弱的一方的，难免会造成血压不足、血流量不够的情况，这是肺循环不可避免的困境。

再加上地心引力将血液往下拉，本就不足的血液受地心引力影响，向身体下部（尤其是肺的下半部）流去，于是肺的上半部就无法得到足够的血液。在站立、跑步、走路或坐着时，只要人的上身是立着的，这些部位往往就会有血液流灌不周之处。

而肺上半部的血液这种时有时无的现象，严重地影响了氧气与二氧化碳的交换。还有，由于体循环与肺循环在取得平衡时，也一样要降低压力与血液流量，因此在地心引力的影响之下，同样会造成缺血与缺氧的现象，也严重影响这个部位本身的健康。

## 直立造成伤害

其实这就跟人的脖子一样，因为人类在演化的过程中从爬行到直立的改变，而出现了新的问题。

据考古证据发现，人类直立行走发生在距今一百多万年前。人类的肺的上部因为人体的直立而处在心脏之上的位置，这就需要为左、右心室提供额外的能量来克服地心引力。尤其对于左心室来说，这部分的血液循环要先经过升主动脉、主动脉才能到达肺的最高部位，左心室送来的血在此处要与右心室送来的血在血压上取得平衡，对各种条件的要求更是严苛。

## 肺上部容易藏污纳垢

人在站立或坐着时，肺上部的供血常常是时有时无、断断续续的。尤其是在胸部受到撞击、敲打后，很可能会对肺部造成损伤，而且这些损伤还不容易恢复。

这也就难怪各种肺部或乳房病变，最容易发生在肺上部两侧的位置。而且因为人在站立时肺的上部不容易打开，有很多废气存在这里，呼不出又没有用处，徒占空间，所以这里就变成了藏污纳垢之所。

人在躺着时，肺的上半部的供血状况比较好。所以在睡眠时，这个部位的血液循环不仅比较流畅，而且其压力也比较容易取得平衡，因为身体都躺平了，地心引力的影响基本可以忽略。

### 睡眠时的呼吸救援

在正常睡眠时，人的呼吸较浅，氧气的吸入及二氧化碳的排出，都会进入相对平缓的状态，此时人体的新陈代谢也会相应降低。大部分人睡觉时的呼吸量减少，在这种情况下，功能恢复正常的肺的上部就可以对之进行处理了。

也就是说，肺的上部，在平时行走时所得到的血液与所吸入的氧气都是时有时无的，但在睡觉时，因为身体平躺而能顺利地得到供血，这恰好避免了入睡后呼吸量减少所可能造成的供氧不足的问题。

但如果肺上部已经受伤或有淤积（不论是瘀血或瘀痰），在我们躺下时，本来要依靠这个部分——站立时无法使用的肺部空间，来补救睡眠时呼吸量之不足，但此时却因为受伤或有淤积而不能进行，那么身体就只能改以增加有效的肺部活化范围来进行补救。

### 现代人失眠主因——肺虚

肺虚是现代人失眠的主因，主要是由肺上部受伤、淤积等原因造成的。

在生物演化过程中，因为直立行走，我们付出了脖子容易歪、肺上部容易受损的代价，而这两个重大的生理缺陷几乎是现代病症的主因。

不过，在这两个缺陷的后面，有一个有趣的生理特点——"人生病时，卧床休息是一剂良药。"

所以在感冒时，医生总是要我们多躺着休息，多喝水。

感冒、伤寒、拉肚子，或其他疾病，越是没有特效药的疾病，医生越会叫你多卧床休息：一则脖子可以放平，卫气（抵抗力）恢复得比较快；二则充分利用了肺上部的无效空间，使其从无效变成有效，如此一来，就大大增加了氧气的供应。

抵抗力增加了，氧气供应也增加了，身体自然就向好的方面转化。但这种方法对于非直立行走的动物来说，未必适用。

## ⨟ 肺是体内排碳最重要管道

在人体内影响酸碱平衡的各种因素中，二氧化碳是居于绝对主导地位的。在一天 24 小时之中，由氨基酸或葡萄糖无氧代谢产生的水合氢离子（$H_3O^+$）为 40～80 mmol，而由二氧化碳产生的酸根则高达 15000 mmol，是其他各种因素总和的 150 倍以上。

所谓的食用某些食物会使人体偏向酸性或碱性，并不可信，要知道影响身体酸碱平衡的"头号大玩家"就是二氧化碳。

**实现身体酸碱平衡的第一要务，就是将正常身体能量供应时氧化的糖类、油脂类、氨基酸等所产生的二氧化碳充分排出体外。**

### 酸碱度平衡三元素

体内酸碱度的平衡依靠三个主要元素：（1）血液；（2）组织液（细

胞间液）；（3）细胞内之液体。其中组织液（细胞间液）是以碳酸为基础的缓冲溶液，而细胞内之液体则是以磷酸为基础的缓冲溶液。

通常我们讨论人体的酸碱度，多是讨论细胞间液（就像鱼池中的水），尤其是血液中的酸碱度。而一般的想法认为，细胞间液与血液酸碱度是平衡的。其实这是个过度简化的想法，我们在前面鱼池的比喻中对此已做过详细说明。

### 西方生理学的盲点

人体要达到酸碱平衡，最重要的就是以肺为管道，将二氧化碳从人体内排出（它排出的二氧化碳最多），但这部分内容在西方生理及病理学中始终是个盲点。

西方生理学认为，二氧化碳在血中浓度变高且血液变酸，其原因除了严重的呼吸阻塞，例如气喘或气胸，还有可能是脑中风、颅脑外伤、睡眠中止以及镇静剂或麻醉剂使用、椎骨受损、胸廓病变等原因所致。

在这些原因中，西医对较严重的病变都有所研究。因为西医是由病变引起的病况来推论病因的，因而愈严重的病变，其病况就愈明显，也就愈容易掌握其病因。

中枢性、神经性肺部病变，以及周遭神经病变、呼吸道阻塞等，其病因都是比较容易掌握的，西医对这些病变也做了许多研究。但是西医对二氧化碳之排出以及在老化的过程中是如何逐渐进行的，就着墨较少了。

# 肺是体内减碳计划的核心

## 第四章

对于身体中的酸碱平衡，二氧化碳是绝对的主导。而在酸碱平衡中，最重要也是排放量最大的管道，是肺将二氧化碳排出的管道。相较于其他管道的耗能费时、解决 A 问题却引来 C 问题，肺的管道是最佳的。只要将肺功能发挥好，几分钟内人体就能达到酸碱平衡，效率佳又不必担心会产生副作用。

## ～ 肾脏在体液酸碱平衡中的角色

尿液的 pH 值约为 4.6，所含氢离子的浓度为 0.25mmol/L，如果要由尿液排去 30～40mmol 的氢离子，就需要 1000 多升尿液。因此尿液中氢离子的浓度要比血清中的多 2.5 万倍以上，也就是要通过肾脏排酸，需要用到大量能量，这样才能将酸根的浓度提高到 2.5 万倍以上。

为了稳定这么高的氢离子浓度，肾脏中有一个巧妙的安排，就是由谷氨酰胺酶（glutaminase）将谷氨酰胺（glutamine）转换为氨（$NH_3$）。这种酶在愈酸的环境中活性愈大，所以在肾脏中血清由钠、氢交换产生的氢离子（$H^+$）愈多，则产生的氨也就愈多，而氨溶于水是弱碱性的，可中和原来尿液中以盐酸（HCl）为主的强酸，从而降低强酸将身体组织烧坏的风险。

### 排出多余酸根要靠肾脏

在尿酸刚形成时，新产生的氨没有带电，很容易通过组织，与新生成尿液中的盐酸中和，产生氯化铵，这样既可将尿液的 pH 值由 1 或更小提升到 4.6，使身体组织可以承受，又能将氢离子紧紧地用氨固定住，使其留在尿液里，从而无法再回到血清中去，只有这样才可以将相对应的氢离子浓度提高 2 万至 3 万倍。

肾脏在排出身体废物的同时，也可排酸，让血液趋向碱性；或排出碳酸氢根（$HCO_3^-$），让血液趋向酸性。肾脏的这两个机制会视血液的酸碱度而灵活调节。

一般而言，如果肺不能充分地将二氧化碳排出去，那么出现的第一个问题就是体内的氢离子（$H^+$）增加。前面谈过，如果体内的二氧化碳完全排不出去，短短一天之内就可以产生 15000mmol 的酸根。哪怕其中只有 1% 排不出去，也会有 150mmol 的酸根。这比身体中其他酸根的总和还要多，而要排出这些多余的酸根就得依靠肾脏了。

### 肾脏排酸与排出二氧化碳

肾脏排酸需要消耗大量能量，而要排出全部的二氧化碳，就得把碳酸氢根（$HCO_3^-$）也排出体外，这样才能将二氧化碳彻底排出去。

肾脏中的碳酸氢根先从血清或肾小球中排出，在肾脏小管的边缘分解，分解后释出的二氧化碳（$CO_2$）扩散再回到细胞内，并与水（$H_2O$）结合（由酶催化），最后又回归为碳酸氢根（$HCO_3^-$）与氢离子（$H^+$）。

留下的氢离子（$H^+$）与钠离子（$Na^+$）交换，此时因钠离子被消耗了，钠离子浓度也就降低了，这就需要用能量（ATP）让钠离子浓度恢复到原来的浓度，最后氢离子（$H^+$）与氨（$NH_3$）一起以氯化铵（$NH_4Cl$）的方式随尿液排出。显然，排酸的过程是要消耗能量的。

其实碳酸氢根也并不是完全回收的。在正常人的血清的 pH 值为 7.4 时，碳酸氢根几乎是完全回收的；但如果 pH 值大于 7.4，也就是偏向碱性，碳酸氢根的回收效率就会下降，不能回收的部分将直接随尿液被排出体外。

通过这个管道，一些多余的二氧化碳也可以由肾脏排出体外，但是以这种方式平衡血液的酸碱度，可能需要两天时间才能使碳酸氢根的浓度达到一个新的平衡，这与肺的呼吸功效只要几分钟就能达到新的平衡相较起来实在是差得太多了。

## 二氧化碳排不出去怎么办？

前面讨论了许多关于血液酸碱度平衡的问题，我们知道如果二氧化碳排出不畅，也就是肺的功能有了缺陷，这对于身体来说是十分不利的。

因为除了肺脏之外，接着就要靠肾脏来排出二氧化碳了。肾脏是将氢离子与碳酸氢根一起排出去的，这种手段不仅效率低下，而且还要消耗大量能量。这是不得已的选择。

如果在肾脏排出二氧化碳之后，体内还是有太多二氧化碳排不出去，又该如何是好呢？

（1）用汗腺排酸

在我之前关于水肿的书中，曾经探讨过身体的一些功能，例如利用汗腺来排酸。这与肾脏用氯化铵（$NH_4Cl$）排酸一样，不同的是，这时皮肤将会分泌出油脂，以保护皮肤不受残留的盐酸（$HCl$）侵蚀。

因为氨先挥发，而油脂会留在皮肤表面，所以皮肤会显得很油腻，并且二氧化碳越多、酸化越严重之处，就越会显得油腻，像脖子或脸，就是最明显的例子。

（2）用脂肪包裹酸水

身体还会将含二氧化碳的酸水，直接用脂肪包裹起来，存在肚皮、脖子、下巴、手臂、大腿等不会妨碍运动的位置，这就会使人的身体显得愈来愈胖，愈来愈肿（水肿），身材就像气球一样圆滚滚的。

如果前面所列出的这些补救措施，仍不足以维持身体内酸碱度的平衡（这个不平衡正是因为肺功能不足留下的烂摊子），我们的身体就只能再动用最后的预备队了，那就是骨头。

## ⤳ 骨骼是中和减碳最后的预备队

体内二氧化碳过多时，身体最后的
手段，就是以钙来中和二氧化碳。

一个钙离子与一个碳酸根结合成
为碳酸钙（$CaCO_3$），在骨骼中的钙

碳钙 $Ca(HCO_3)_2$

大多以此形式存在，还有就是其他如磷酸钙 $[Ca(PO_4)_2]$、羟基磷灰石
（hydroxyapatite，为人体骨骼和牙齿的主要矿盐）等。

当体内二氧化碳太多，骨头中的钙在遇到酸性血液或体液时，就
会将钙释出来，以辅助血液或体液调整至微碱性的状态（pH=7.4），来
维持身体中各种酶的活性。

### 骨质疏松的原因

钙在人体内以碳酸钙的形式存在于骨头中，那么骨头中的钙如何
平衡人体的酸碱度呢？

碳酸钙的溶解度非常低，当它转化为碳酸氢钙 $[Ca(HCO_3)_2]$ 时，一个
钙离子就可以对应两个碳酸氢根，这样就能够多吸住一个二氧化碳，让
血液逐渐趋向碱性，碳酸氢钙也很容易溶于水或体液、血液之中。

这个过程就是"骨质疏松"的过程，主因是钙不断地从骨头中流
失，造成了骨头空洞化。目前流行的吃各种形式的钙，目的就是补充
血液中的钙离子，以减少骨中钙离子的流失。但从前面的讨论可以知
道，这已是身体最后的手段了。

不论人们吃进来的钙吸收得好不好，有没有加维生素 D，或是以
什么样的有机化合物的形态存在，这都已是救急的最后手段。

## ❧ 二氧化碳漫游引来的危机

前面以养鱼池的概念，用来比喻人体的各个组织与器官，人体是由许多个这样的"鱼池"所组成的。鱼是细胞，鱼的身体内部相当于细胞内部，而鱼池的水则相当于细胞间液。

### 湿的泛滥成灾

当细胞间液中的二氧化碳过量，而且多到间液中的钙离子也无法完全捕捉时，其对人体的危害就要真正地显现出来了。

二氧化碳的累积，也就是湿的累积，一旦累积到身体没有能力处理它时，就会泛滥成灾，人体内已经没有足够的钙将二氧化碳"绑住"并形成碳酸氢钙，就会使得部分二氧化碳以气体形态存在。

气态的二氧化碳在组织中可以自由游走，而这些漫游的二氧化碳四处乱窜，一旦进入细胞内，麻烦可就大了！

钙离子是身体中许多细胞用来中继的第二信差，是信号传递中不可或缺的因素。同时细胞内的钙离子含量又非常低，约为 $10^{-7}$mol/L，

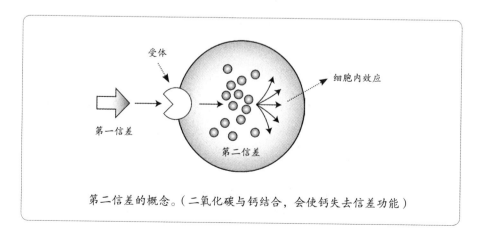

第二信差的概念。（二氧化碳与钙结合，会使钙失去信差功能）

细胞间液的钙离子含量是细胞内的 1.2 万倍，钙离子之所以在细胞内保持如此低的浓度，就是为了方便在细胞内做第二信差。当细胞接到了第一信号，就使细胞内某一个部位的钙离子浓度上升，来传递第一信差送来的信息，如此设计可以省去许多繁复的控制机制，从而节省体内资源的浪费（由基因开始全面节约）。但是如果这个第二信差与二氧化碳进行了结合，它就失去了所有的信差功能！

### 钙离子的生理作用

钙离子不但可以作为第二信差，而且还有许多重要的生理功能，其生理作用可大略整理如下。

（1）血管内壁细胞：保持血管扩张，控制血压。

（2）大部分的分泌细胞：造成囊泡联合，释出内含的激素，调控各种内分泌。

（3）肾近球细胞：分泌肾素调节，控制血量与血压。

（4）副甲状腺：控制钙本身的吸收。

（5）神经细胞：影响正常的脑部功能，影响各种神经、神经与肌肉之联结。

（6）T（淋巴）细胞：控制免疫反应，加强免疫功能。

（7）肌原细胞：控制肌肉收缩功能。

（8）凝血：控制血液凝固速度。

（9）协助胰岛素打开葡萄糖进入细胞的管道：控制胰岛素使用效率。

（10）受精作用。

（11）中和二氧化碳，平衡体液酸碱度，是细胞间液的主要离子：酸碱平衡为所有生化反应能够正常进行之基础，细胞老化会无法相互沟通、联结，导致组织与器官退化、内出血等。

（12）与胆汁结合，提高高密度胆固醇，降低低密度胆固醇。

（13）加固骨骼与牙齿：避免骨质疏松、牙齿脱落。

（14）使酶更加活化：维持新陈代谢效率。

（15）构成细胞内固定结构之元素：使细胞可以更加紧密地结合在一起。一旦细胞松散、塌陷，就会使组织或肌肉下垂。

以上信手拈来就有十余项了，如果仔细分辨一下，就会发现，其实人体的所有老化现象都与缺钙有关。

### 钙离子不能发挥作用所引来的灾难

造成钙离子不能发挥作用的原因，并不是钙离子浓度不够（血液、体液或细胞间液中钙浓度太低），而是体内二氧化碳太多。二氧化碳无法排出体外，以气体形态在组织中游走，一旦进入细胞内，就会使钙离子的基本功能（也就是上述的十余项功能，尤其是第二信差的功能）发挥失常，于是灾难性的后果一个个浮现：

（1）血压上升。

（2）血糖上升。

（3）胆固醇上升。

（4）内分泌失调。

（5）思考能力与记忆力减退。

（6）四肢无力，不能大步行走，不能提重东西。

（7）新陈代谢迟缓。

（8）骨质疏松，牙齿不固。

（9）皮肤松散、粗糙。

（10）内脏与组织器官退化、内出血。

……

这些是最直接的影响，而间接的影响则几乎会涵盖所有的生命现象。

## ⮑ 从中西医角度看"问题"

中医只从外表看这些问题，所以根本不知道内在的二氧化碳，也不知道钙离子，更不要说钙离子的各种功能了。

但从远古时代起，中医就以湿的概念来观察四肢及身体各关节、各部位的水肿，还有运动的灵活度，麻痹的范围与严重程度，以及体现在身体上的各种老化的表征，也因此，中医有了一个对于二氧化碳所造成的整体老化过程的总结性、整体性的理解。

中医将肺之运作，称为宗气。而宗气不足，就会造成前面花了一大段文字所描述的"老化表征"。但是中医不知道"高血压"，也没有真切地了解"糖尿病"①，更不要说明白肾脏是如何排酸、如何回收碳酸氢根的。

这也是中医由外表整体来看问题的缺点与优点。

缺点：所有中间的细节都不知道也无法探索。

优点：不被枝枝节节的各种细节所困扰，而能够直接观察整个事情的最终走向和最后结果。

### 由外表看整体的风险

像中医这种由外表来看整体的做法，除了有其优缺点之外，可能还会导致一个重大危险：

---

① 中医之消渴症与糖尿病症状有几分相似，但并不等同。

对外表的描述选错了坐标，也就是选了不对的系统。

以一个客观的系统、方程式、相对关系，来了解这个被观察的本体（可以是运动，也可以是汽车、飞机等物体），只要选择了正确的坐标及表达方式，都可以在不同的角度，对这个系统做出正确的叙述，从而达到全面的掌握。

反之，选错坐标，选错系统，其结果自然也就大不相同了。

## 虽然途径不同，但结果才是重点

在汽车、飞机的操控方面，我们有仪表盘、加油踏板、刹车踏板、方向盘等工具帮助我们，便于我们观察和控制，通过这些工具，我们就能了解汽车或飞机的基本状态，并对其加以控制，让其在良好的状况下运行。

西医的检查总是翻箱倒柜，将血液、尿液、痰等各种体液以及器官外形，通过X光、内视镜、核磁共振成像、正子成像等，把人体的"发动机""油箱""离合器""水箱"等全都检查一遍。

而中医却只是看看车子行驶的状况，听听引擎声音是否顺畅，再加上观察仪表板的显示，就可以大略知道车况如何了。

我们终究想看的还是汽车能否正常行驶，不是吗？

由肺到肾脏，到骨骼、细胞内细胞、细胞外间质液的状况，再到呼吸、排尿、骨骼溶解，我们花了很多的篇幅来讨论二氧化碳的代谢。

接下来要开始言归正传，把握排出二氧化碳的重点所在。

## ◈ 由中医整体观看"排碳"

从中医的整体观来看，究竟排出二氧化碳的重点在哪里呢？

补钙、保护肾脏、爱惜肺等，在这一长串排出二氧化碳的环节中，究竟哪一个环节才是最重要的？

在进行分析之前，我们先将前面的讨论做个整理：

☐ 肺要解决体内的酸化问题，只要几分钟就可以做到；而肾脏需要两三天。

☐ 在以钙来中和多余的二氧化碳的机制中，那些二氧化碳并没有被排出体外，只是被钙离子捕捉住了，虽然能避免二氧化碳漫游，但会给身体造成更多更大的伤害。这终究只是用化学方法来储存二氧化碳的权宜之计。

☐ 通过给身体增加钙（补钙）来增强对体内二氧化碳的再吸附能力，这种方法效用非常有限，因为这对二氧化碳的吸附非常有限，就像电池储存的电量，相对于发电机发电的电量好比是杯水车薪。

纵观以上所述各个环节，肺仍是"重中之重"，是整个排出二氧化碳的机制中的"关键"。

### 通气不足与呼吸性酸中毒原因

由于肺部呼吸不全而产生呼吸式的体液酸化，可能有下述几个原因。

（1）呼吸中枢受抑制

例如脑部损伤、血栓形成、颅内压升高、睡眠呼吸中止等，还有吗啡、巴比妥等镇静剂或麻醉剂药物，都有抑制呼吸的作用，会使气体交换减少，进而在体内累积二氧化碳。

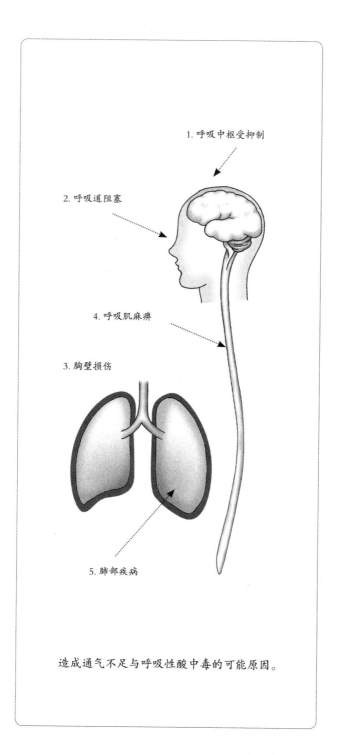

造成通气不足与呼吸性酸中毒的可能原因。

（2）呼吸道阻塞

例如鼻炎、气喘、支气管炎等，呼吸道直接受阻，或者因细菌感染造成呼吸道狭窄或受阻。另外，因外伤造成呼吸道外物阻塞，也是有可能的。

（3）胸壁损伤

例如脊柱侧凸、连枷胸（flail chest）肥胖，因胸廓异常影响呼吸运动，或胸壁损伤疼痛而影响通气，导致二氧化碳无法充分呼出。

（4）呼吸肌麻痹

例如重症肌无力、高位脊髓创伤，以及脊髓灰质炎、急性感染性多发性神经根炎等周遭神经病变，引发呼吸神经、肌肉功能障碍。

（5）肺部疾病

例如肺炎、肺水肿、心跳呼吸骤停等，均能引起急性呼吸性酸中毒。而其他慢性阻塞性呼吸道疾病、支气管哮喘及气胸等，也会使肺泡通气量减少，造成肺内气体不能很好地混合，这是呼吸性酸中毒最常见的原因。

其中呼吸道阻塞的症状很容易从身体外在的表现观察到，呼吸道阻塞在中医里属于哮喘分科，中医对其已有许多认识，"肾不纳气"是中医对此现象最中肯且最精确的叙述。

说了这么多，我们知道了排出二氧化碳的关键在肺，归纳因应之道也有两个重点：（1）减少二氧化碳产生；（2）增加氧气供应。接下来的篇章就从运动、饮食两个方面，介绍如何保养肺部，活化肺尖，以提高血液中含氧量，加速排出二氧化碳。

# ◆肾不纳气◆

气管两侧的肾经是对气
管最重要的保护层。如果这部
分血液循环受阻或支气管发
炎、气喘等，那么各种细菌就
会在气管之中寄生，甚至向下
进入肺部，造成更严重的呼吸
伤害。这也就是中医"肾不纳
气"的精神所在。

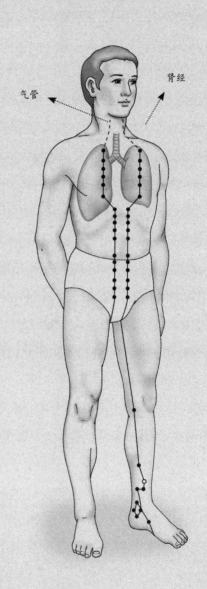

气管

肾经

# 养肺自救

## 肺部保健运动饮食篇

　　"对肺好一点，留住好青春。"人的老化，主要原因就是肺的功能退化了，最明显的特征就是二氧化碳排不出去，不断在体内堆集。既然老化的关键在肺，因应的重点就在于减少二氧化碳的产生，增加氧气的供应。再来我们就从运动、饮食两方面进行复健，让自己找回一片清新。

## ⁓ 日常保养肺部运动处方

有哪些轻松简单的动作可以帮助我们增加体内的氧气、带走二氧化碳呢？除了在之前的书中提到的有氧舞蹈、香功、瑜伽、太极拳，本章将融合君臣佐使（主辅佐引）的概念，介绍四组养肺运动复健处方。

### 养肺运动❶ 【君】抓捏按摩心脏的吊带

这组动作很简单，为便于读者了解、抓住重点，我们将之分拆成四张图片进行说明。

最近有人推荐按摩心包经，也有人提倡抓中焦脾经。其实重点是在由肩膀到心包的吊带（在《看懂经气脉络》中讨论心气时已详细说明其重要性），这个吊带悬吊着的心包就是心脏，这个吊带也是心脏这个"马达"重要的抗震与稳定系统。

健康的吊带，可由吸收心脏不协调的振动，进而协调肺的呼吸与心脏跳动之间的差异。这个吊带由肩膀一直到心包处（也就是心窝的位置），覆盖了与肺相关的主要肌肉及胸廓，对呼吸协调也有决定性的控制作用。

如图所示，吊带上端在脾经的位置，也在心包经的起始位置，由肩膀锁骨一带往乳头方向延伸，沿着吊带下去，就会接触到心脏。我们第一次发现这个吊带的存在是 1996 年，那时在台大与医师会诊，发现心脏不好或患感冒久治不愈的人，在中焦脾经上有很多气虚及血瘀之脉诊信号，于是沿着脾经找去就找到了这个吊带。如果用手指抓出

☑提升心肺功能，抓捏按摩心脏吊带是重点。

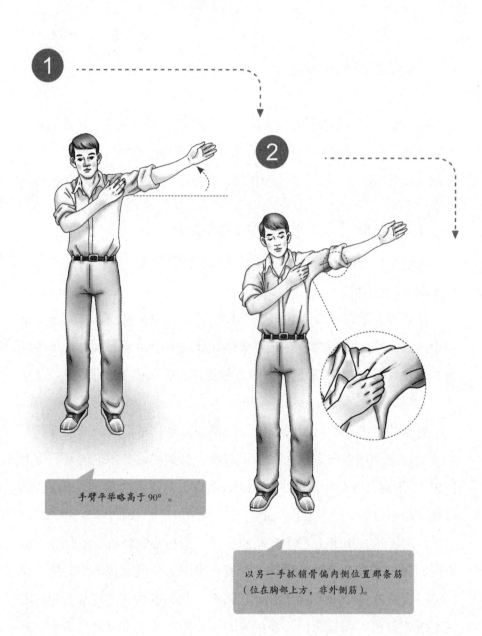

手臂平举略高于90°。

以另一手抓锁骨偏内侧位置那条筋
（位在胸部上方，非外侧筋）。

☑ 平时多按摩，感冒后更要加强，以消除各种后遗症。

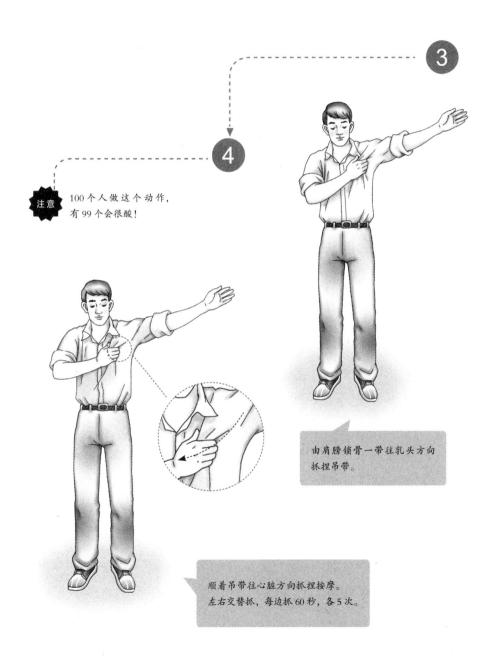

**3**

**4**

注意 100个人做这个动作，有99个会很酸！

由肩膀锁骨一带往乳头方向抓捏吊带。

顺着吊带往心脏方向抓捏按摩。
左右交替抓，每边抓60秒，各5次。

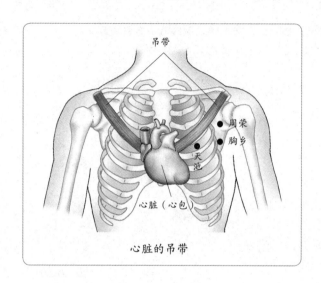

心脏的吊带

吊带，稍加按摩，心脏不好或长期感冒的病人一定会感觉到酸痛。

经过多次、多人的观察之后，我们发现，病情严重的病人这个吊带萎缩得很严重，即使用手指向胸肌内找去，也只摸到一小条松松散散的筋，与正常人相比，大约只有五分之一的粗细，甚至更小，抓起来像棉花一样没有弹性。

后来观察伤寒（也就是病毒感染）病人，又有几点发现：

（1）病毒先影响高频之脉

高频之脉包括小肠经、三焦经、大肠经等。初时病人并无明显不适，只是有些流鼻涕、咽喉痒痛或咳嗽，一般来说，没有全身性的症状，但身体的抵抗力此时已被削弱了，这为病毒进一步入侵做好了准备。

（2）影响膀胱经

膀胱经是各内脏腧穴所在，此时开始出现全身性肌肉酸痛、发冷、发热、头昏脑胀等症状。

（3）进入肺及脾经

此时病毒由背后的阳经影响到前胸之阴（低频），即以此吊带为主要入侵途径，病人拉肚子、呼吸不畅、全身无力等状况更加严重。

（4）进而影响中焦之肾经

一旦到这个阶段就可能致人于死了。

因此，对于心肺功能的提升，这个吊带是个重点，平时要多按摩，沿着吊带，由脾经往心脏方向抓捏。尤其在感冒时更要加强按摩，以彻底消除各种后遗症。

## 养肺运动❷ 【臣】活化肺尖，排出肺上部废气

在之前的几本书中，我们一再强调，人站立起来，释放了上肢，可以自由运动，手指灵活，拇指分离，促进了手脑并用，进而演化出三焦经、大肠经、小肠经、心经等主要分布于手部至头部的高频经络，大大增进了人类的智慧。而早期其他非智人的类似人种，也可能因为少了一条经络或两条经络，就在演化的洪流之中被淘汰了。

这个演化的过程，不是没有代价的。在我近期的书中，都提到过如慢性伤寒、颈部的各种病变等，这都是人直立行走以后所产生之弱点而造成的，也是人类为直立行走所付出的代价。

在这里，我们再提出人直立行走后所付出的一个代价。

维持体循环与肺循环的平衡是拥有二心房、二心室结构的动物的重要的生理控制功能。当人直立后，肺上部三分之一至四分之一的部分，就成为平衡体循环与肺循环的困难区域。因为这两个循环，一个由左心室开始，以脉波为输送的原动力；另一个是由右心室为源头，以流量为输送的原动力。

当两股不同来源的血流在肺泡中相会时，维持这两股血流在肺部进行氧气与二氧化碳互换时所需要的压力平衡是非常重要的，否则就会严重影响气体交换的进行。而在肺尖上，当人站立时，地心引力又

☑️这组动作是要引动肺上部的呼吸，让内部松开，瘀血往下流。

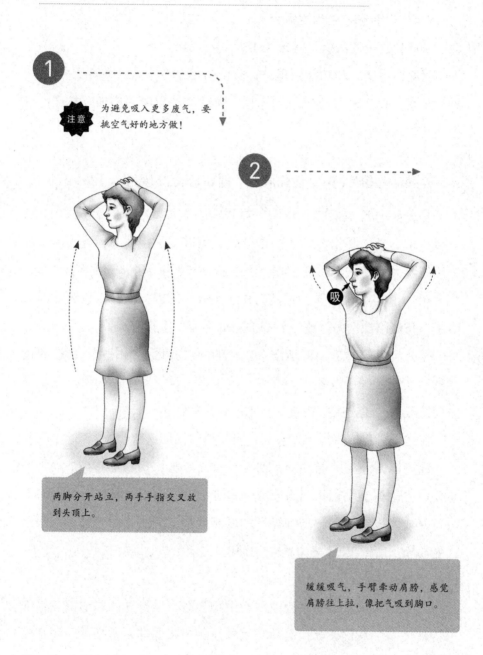

**①**

**注意** 为避免吸入更多废气，要挑空气好的地方做！

**②**

两脚分开站立，两手手指交叉放到头顶上。

缓缓吸气，手臂牵动肩膀，感觉肩膀往上拉，像把气吸到胸口。

吸

☑当重复吸气、吐气时，要感觉像是把气都吸到胸口。

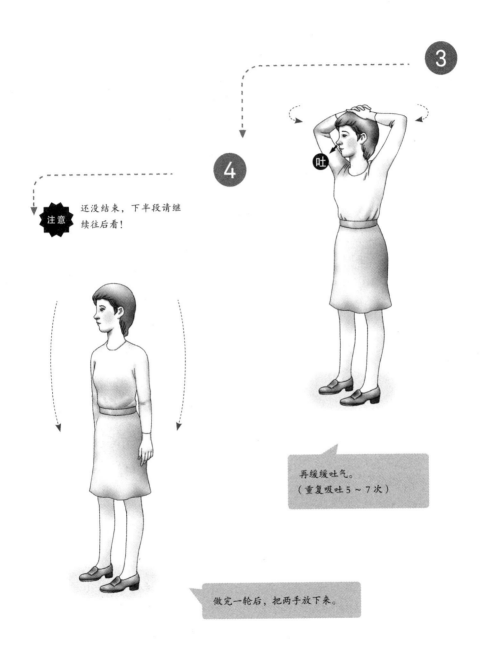

注意　还没结束，下半段请继续往后看！

吐

再缓缓吐气。
（重复吸吐 5 ～ 7 次）

做完一轮后，把两手放下来。

☑膝盖可微弯，不必打直，头尽量靠近膝盖，让肺上部降低至心脏以下。

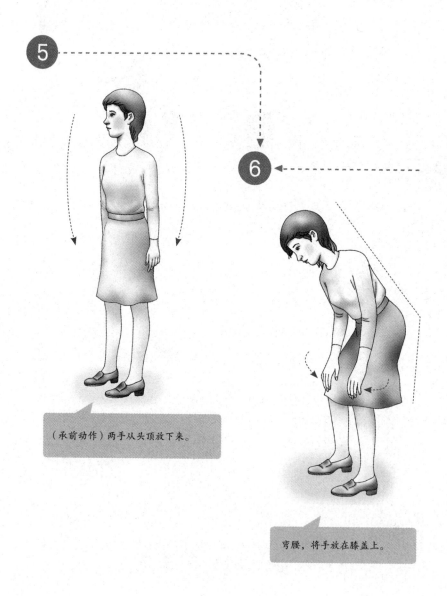

（承前动作）两手从头顶放下来。

弯腰，将手放在膝盖上。

☑以有点像上半身倒立的姿势，用力吸，用力吐，引动肺尖做深呼吸。

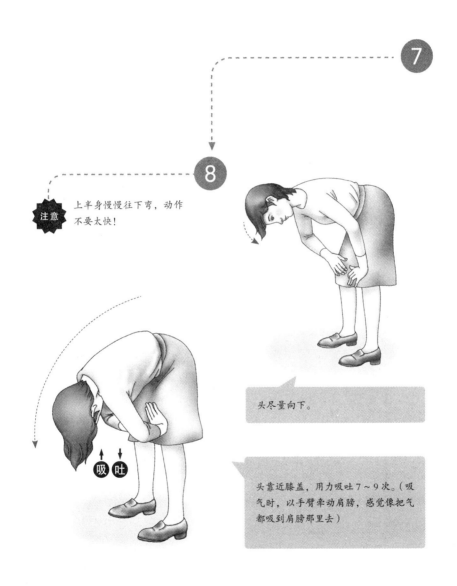

7

8

注意　上半身慢慢往下弯，动作不要太快！

吸　吐

头尽量向下。

头靠近膝盖，用力吸吐7～9次。（吸气时，以手臂牵动肩膀，感觉像把气都吸到肩膀那里去）

☑ 做这组动作最好背后有墙或树可以靠，持续做几周之后就不再头晕，肺活量会大大提升。

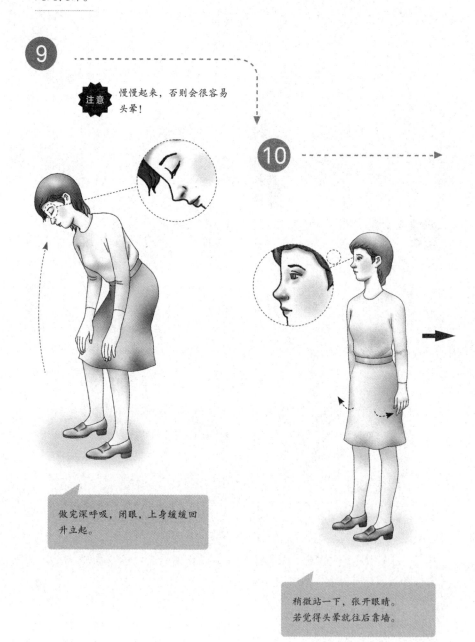

⑨

注意　慢慢起来，否则会很容易头晕！

⑩

做完深呼吸，闭眼，上身缓缓回升立起。

稍微站一下，张开眼睛。若觉得头晕就往后靠墙。

☑ 每次整组动作做五至十次，有助提高肺部功能，增加血液中含氧量，减少二氧化碳堆积。

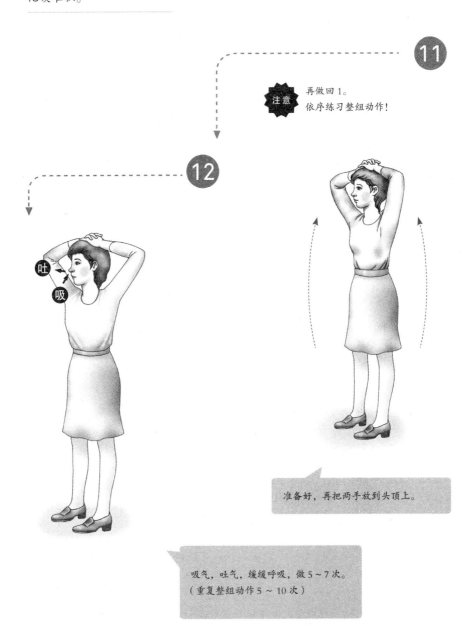

⑪

**注意** 再做回1。
依序练习整组动作！

⑫

准备好，再把两手放到头顶上。

吸气，吐气，缓缓呼吸，做5～7次。
（重复整组动作5～10次）

吐
吸

成为一个影响气体交换的重要因素。

在地心引力的影响之下，身体为了平衡上述两股血流的压力，往往会牺牲肺尖部分的需求。为了维持压力的平衡，身体会将这个部分作为缓冲区，容许此区域的血压不一定在每个时段都维持平衡，以此来换取其下方部位（肺中下部）的正常工作。

长时间下来，在地心引力这个因素的影响下，肺尖部位交换气体的功能就会慢慢退化，甚至到不能维持此处肺脏细胞活性的地步。乳癌、高血压以及气喘等各种慢性肺病也多由此处开始。而在这个部

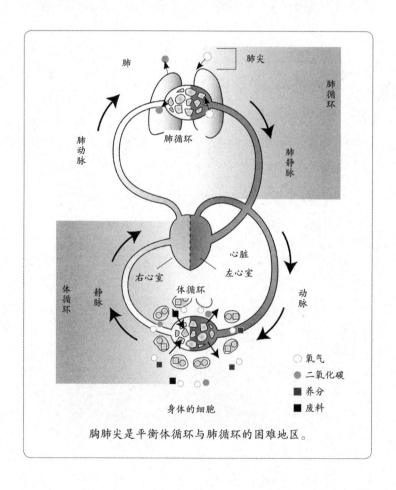

胸肺尖是平衡体循环与肺循环的困难地区。

位所受到的外伤，注定是不容易恢复的，也因此外伤杂病也多发于此处。

### 养肺运动❸【佐】海豚式甩手功或大步走路

海豚式甩手功这组动作在以前的书中有专门的介绍。

以甩手活动上肢，是类似行走功的设计，这种规律性的动作有强心补肾的功效，若加上下蹲动作就可导引收敛肾气。

不同于坊间流行的甩手功，我们因为要强化对脖子的复健，所以就加进了身体的前仰、后合动作，看起来像是海豚在游泳，这就是全身的运动，以加强脾经为主。

### 养肺运动❹【使】轻轻拍打、按摩肺上部

轻轻拍打按摩肺上部，尤其是有硬块、黑影等受过伤（有后遗症）的部位，将外伤之瘀直接化解。如果一时找不到位置，在轻拍几天之后逐渐会有感觉，按摩时就能由酸痛处找到位置点（阿是穴）。

☑ 这组动作看似海豚在游泳，广效又没有副作用，建议每次做十五分钟。

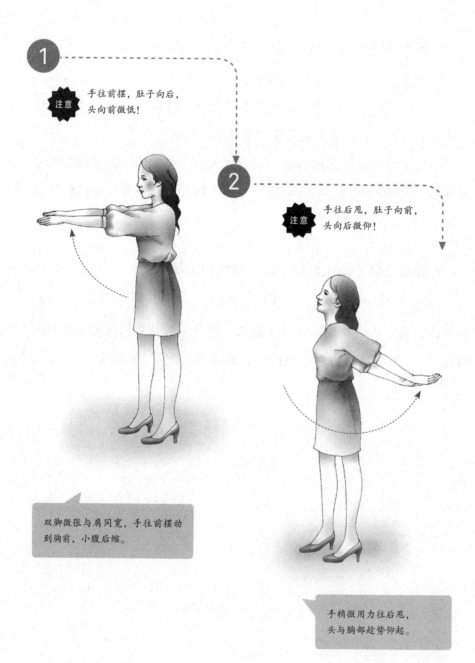

**1**

注意　手往前摆，肚子向后，
头向前微低！

**2**

注意　手往后甩，肚子向前，
头向后微仰！

双脚微张与肩同宽，手往前摆动
到胸前，小腹后缩。

手稍微用力往后甩，
头与胸部趁势仰起。

☑做这组动作时建议左右交替拍，可以一边拍六十秒，各五次。

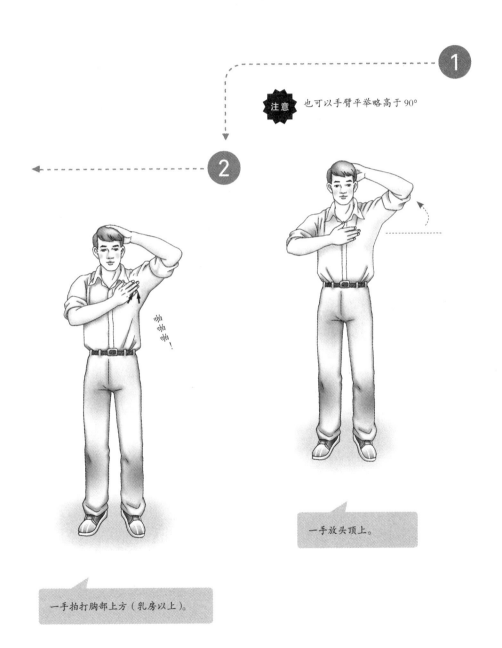

注意 也可以手臂平举略高于90°

一手放头顶上。

一手拍打胸部上方（乳房以上）。

☑ 轻轻拍打按摩，不要过于用力，以免把自己拍伤。

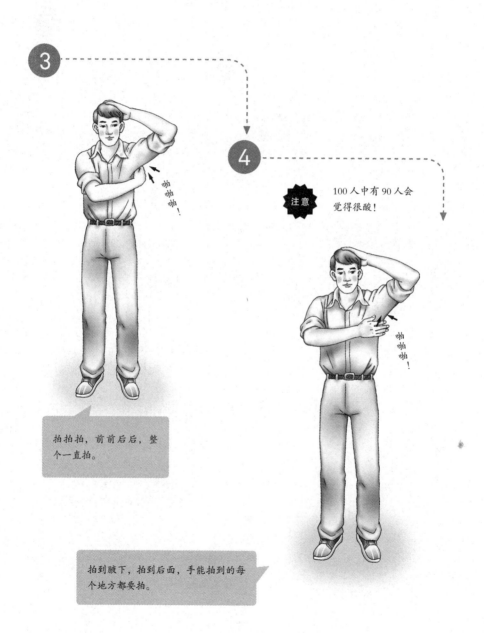

**3**

啪啪啪！

拍拍拍，前前后后，整个一直拍。

**4**

注意　100 人中有 90 人会觉得很酸！

啪啪啪！

拍到腋下，拍到后面，手能拍到的每个地方都要拍。

☑针对受过伤的部位加强按摩，直接用手揉散硬块，化解外伤瘀血。

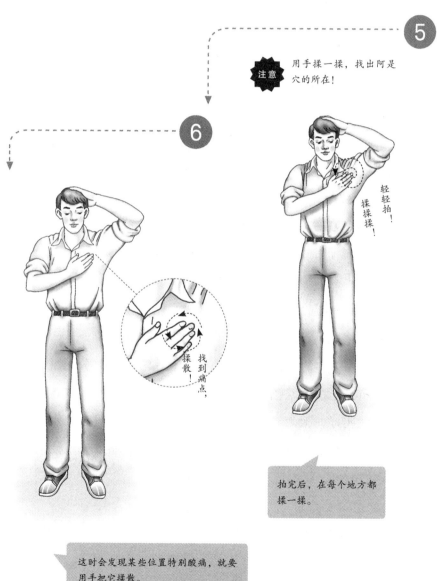

**⑤**

注意　用手揉一揉，找出阿是穴的所在！

轻轻拍！

揉揉揉！

**⑥**

找到痛点，揉散！

拍完后，在每个地方都揉一揉。

这时会发现某些位置特别酸痛，就要用手把它揉散。

## ≋ 餐桌上的科学饮食处方

民以食为天，最后我们再回来谈谈饮食。如前所述，重点不是多吃钙片，而是节能减碳，减少体内二氧化碳的产生，从而釜底抽薪，减轻肺的负荷。这部分功课非常重要，我在之前的书中有详述，有兴趣的读者可以参阅。

多年勤练气功增进了我的身体健康，但却并没有让我的体重跟着变轻。在出版以前那本书时，好朋友李嗣涔教授说我变苗条了，还开玩笑说"以往的王唯工到哪里去了"。以前采访过我的媒体记者再见到我时，都很惊讶我居然变年轻了，眼睛有神，皮肤光滑，白发和黑斑也变少了，甚至圆凸的小腹、最难减的手臂赘肉都不见了。

而当时让我改变的关键就在于"减碳饮食"。

### 减碳饮食❶ 多吃油，少吃蛋白质

我们身体中常用的燃料有碳水化合物和脂肪两大类。食物中的碳水化合物每产生 6.3 个 ATP 分子，就产生 1 个二氧化碳分子，所以要减少二氧化碳在体内的产量，同时又不要让有用的 ATP 分子减产，就要多食用脂肪。吃油比吃葡萄糖（碳水化合物）好，而摄取碳水化合物又比吃蛋白质好，因为吃下脂肪所产生的二氧化碳只有碳水化合物的三分之一，而吃下蛋白质所产生的二氧化碳是脂肪的五至六倍，是碳水化合物的两倍，所以还是少吃蛋白质为妙。

### 减碳饮食❷ 多吃菜，少吃饭

营养过剩可能是现代疾病产生的主要原因。人吃多了，体内产生的废料也跟着变多。动物储存的多是脂肪，或一些糖类，所以少吃淀粉类食物（包括马铃薯、白米、白面等），改成多吃蔬菜，这对身体的好处多于坏处。而我平时食用的是"油包菜"，即利用猪油、牛油、花生油等饱和油热炒蔬菜，做法如下。

低温热锅（不放油），先干炒菜梗，再放入菜叶炒至软化出水、体积缩小，然后沿锅边放油，让油脂融化包裹住青菜，最后加入喜欢的作料（小鱼干、柴鱼片或鸡汁、腐乳、咖喱、豆豉等）、调味料拌匀。

吃的时候不要吃菜汤，青菜拌油可延长其在胃里的消化时间，增加饱足感，好吃又耐饿。另外也可以用橄榄油、麻油等不饱和油加敲脆的坚果，自己做生菜沙拉。

### 减碳饮食❸　改变食物分配比例

首先是以纤维素类食物（炒软、炖熟后拌油的蔬菜）与搭配坚果、不饱和油的水果（不甜的）当主食，因为蔬果卡路里密度低，配合油脂食用，容易有饱足感，真正吃进肚子的卡数并不多，可以降低食欲。

其次是油脂类食物，每日食用饱和油和不饱和油，以此作为体内燃料的主要来源。饱和油适合做高温料理，胆固醇较低的不饱和油则用来做凉拌沙拉、蘸酱、冷盘等不须高温烹调的料理。而多吃油，皮肤就少油，对头皮也有同样效果。尤其夏天怕热的人，提高食物中脂肪比重，会让人感觉到比较凉爽。这是因为体内产生的二氧化碳少了，人体排汗自然也跟着减少了。

再来才是碳水化合物类（淀粉、五谷根茎）和蛋白质类（鱼、肉、蛋、奶）。

以食物所占比重来说，纤维素类宜占 35% 以上，脂肪类宜占 25% 以上，碳水化合物类宜占 25% 以下，蛋白质类宜占 15% 以下。

### 减碳饮食❹ 2+4，正确饮食保健康

之前在写关于水肿的书时，我列了健康饮食的两大重点和饮食的四大原则。其实主要就是要我们不要摄取过多的热量，提高饮食的品位，注意饮食的节制。只要我们饮食搭配合理，吃什么不是问题，吃多了、吃撑了才是大问题。所以建议人们吃的每份食物的量小些，少量装盛，绝对不要勉强吃剩菜；还有就是选择卡路里密度低的食物，尽量搭配纤维素，尤其是搭配青菜和不甜的水果。

而要减少体内二氧化碳这个毒素的产生，有些食物尽量不要去吃，例如：

（1）市售汽水、可乐等碳酸饮料。这些含碳酸气的糖水是最差的食物，很多小孩不爱喝水，就只喜欢喝这种碳酸类的甜饮料，所以都长得圆滚滚的，体虚怕热，家长对此要多注意。

（2）糖果和加了大量精制糖的食品。这类纯糖制品不能提供什么营养素，却是卡路里密度最高的碳水化合物。

（3）面包、蛋糕和精制西点。这种用低筋面粉发酵做成的高糖制品（还有一些米食、糕点），往往做得看起来很诱人，即使人们忍不住想吃它，也要减量摄取，降到正常食量的四分之一或五分之一才好。

后记

# 中西医应互相扶持

中医特色是以一个系统的概念来看整个人体。

西医特色则是以解构身体的方式来了解人体。

以化约方法不断进行解构以了解人体之西方医学，与以"黑盒子"方法来理解人体的中医是南辕北辙的，也是很难沟通的。但是人体终究只有一个本体，不论你由哪个角度看，横看成岭，侧看是峰，终究要有个一致的结论。这也是科学方法的可贵之处。

中医为网、西医为目——

中：表象（仪表板）。那些表象是主要参考坐标，人们主要考虑如何从中找出重要的参数。

西：各种表象的深层原因。

古代中医之发展，不可能依据大数据，而较多依靠数学与物理之推理，配合表象之观察，从而得出各种重要坐标（有兴趣的读者可以参看延伸阅读《中国医学之现代观》一文，该文由一个最基本的问题"心跳为何是规律的"为出发点进行推演，通过数学与物理上之展开，逐步架构出整个中医的基础理论系统）。

　　如果能善用这个理论系统，那么我们的中医体系只要依据这个已经垂直正交化的坐标，就可以做出最精确（可数字化）、最有效（数字化分类）的应用系统。现代医学之网也可以此为准，其中，西医的各种科学研究，都可通过填空的方式将医网之间的空洞填补起来。只是在填补空洞的过程中，需要注意与整体的医学之网相配合，以免迷失了方向。

　　纲举目张，成就未来的医学之网，将疾病的不健康因素一网打尽，这是我们对于未来医学之期待，这个过程究竟需要十年、二十年还是一百年，就看大家的努力了。

# 延伸阅读

　　刚考入大学时我选的是物理本科，22 岁以后决定转入生物物理学领域，用物理的方法来研究生命现象，所以我后面的学习也一直在向生理学及生化学靠近。

　　研究初始，我的注意力是放在神经系统上的。20 世纪 60 年代，毒品开始在欧洲泛滥，和毒品相关的研究非常多，而其中最热门的是"神经传导物质"。在这种背景下，我也就以这个新领域"神经系统交互作用时所使用之信号分子"——神经传导物质为重点学习与研究的对象。同时，以我当时对中医的了解，中医之基础理论为"五行相生相克"，所以我也特别重视这些传导物质间相生相克的关系。

　　经过十多年的研究，我在英国《自然》（Nature）杂志上也发表了一些论文。只是到了 20 世纪 80 年代，神经传导物质被人类发现的已有六七种，而且还在不断地出现新的发现，我此时忽然惊觉这种物质早就超过了五行数字中"五"的概念，再加上那些新发现中与鸦片止痛有关的"脑内啡"也有三五种，如此种种，就粉碎了我 20 年来的"五行相生相克的中医梦"。

　　在 1984 年，我决定重新研究评估方向。经过一年多的分析、思考，最后决定由脉波分析重新出发。

　　这是一个既痛苦又坚定的从头开始。因为在神经科学领域，我已小有成就，可以经常性地充当一些学术会议的小角色了；而在血液循环领域，我则是初入伍的士兵，而且还是一个40岁的"老迈"的入伍兵。

1986年，我将我一年多来思索分析的心得写成了一篇文章——《中国医学之现代观》。在这篇文章中，我只根据一个生理现象"心脏重复而规则地跳动"，就将中医之基础"经络""穴道"以及"脏器有共振特性"等等推导了出来。在此后数十年的生理、物理的研究过程中，随着理论和证据的不断完善，我心中不仅对我当初的推论充满了信心，而且一直在回顾和思考当初这篇文章的"引领"作用。

## 中国医学之现代观

（中国台湾"中央研究院"物理研究所生物物理研究室　王唯工）

（一）前言

一门学问是不是科学，主要看其所使用之量，是否有操作型之定义。物理学所使用之量，如质量、时间、长度等，都可由实验之操作为其定量。所以物理学是科学。

中医所为人诟病者，为其诊断没有定量之方法，一些所谓火气、寒热的，总叫人有种不知所云的感觉。其实中医也有定量之测定，那就是望、闻、问、切（本篇之重点放在切，切也就是脉搏学），中医之脉搏学与心电图有同样的科学性质，因为中医所使用的脉搏图也是有操作型定义的。

我们都知道，法国酒厂雇有专业的品酒师，他们只要喝一口酒，就知道它是哪一年、在哪里出品的酒。同样的，香水公司也雇有专业的香水品评师，他们只要闻一下香水的味道就知道这种味道是美国人喜欢的，那种味道是巴西人喜欢的。遗憾的是，这些工作都暂时无法用现有的分析仪器来进行替代。

像传统中医的脉搏学依靠手指的触觉一样，这些品酒、闻香的工作也就难免带有一种神秘的色彩。不过这都是在仪器的敏感度赶不上人体感觉器官时，人们暂时使用的一种操作型定义。

要知道在三千年前中医的脉搏学就已萌芽了，那时没有示波器，也没有任何仪表，又怎能怪祖先们以个人的触觉感知来作为操作之手段呢？怪只怪现在的很多中国人，有了各项新颖之仪器，又学了满脑子的现代医学之后，不去发展中医，反而责之为不科学或反科学。这种不究事理的态度，难道就是科学的方法吗？

（二）血液之重要

血液中含有许多生命成长所必需的成分［人类血液是由血浆和血细胞（红细胞、白细胞、血小板）组成的。血细胞主要是红细胞，它的机能是运送氧气到身体各部分和将代谢产生的二氧化碳送到肺部并让它随呼气而排出体外；其次是白细胞，它能帮助人体抵御细菌、病毒和其他异物的侵袭，是保护人体健康的卫士；再者为血小板，当人体出血时，它可以发挥凝血和止血的作用。血浆中的90%是水，其余为蛋白质、钠、钾、激素、酶等人体新陈代谢所需要的物质，维持人体正常生命活动——编者注］，也就是中医所说的宗气、营气、卫气。人体可视为一群共生在一起的细胞组合，而血液就负责给它们输送营养及氧气。做过细胞培养的人都知道，当细胞有足够的养分与氧气时，会生长得很旺盛；可是一旦养分或氧气不足，就难免会萎缩了。所以血液流量之分配，也就是养分及氧气之分配，决定了各器官之荣枯。

打个比方吧！如果"中央政府"做预算时没有给"教育部"分配经费，那么全国上下的"学校"就会"饿"死。血液之流注正像预算一样，哪里分配得多哪里就会长得好，哪里养分不够哪里就会衰弱。而人是一个有机整体，五脏六腑，必须都健康生长，才能保证整个身体的健康。

（三）脉搏学能告诉我们什么？

中医诊断最早之记载大概在《周礼》一书中，其中写道："以五气、五声、五色，眂其死生，两之以九窍之变，参之以九脏之动。"古人曾解释为"脏之动，谓脉之至与不至，谓九脏在内，其病难知，但诊脉之至与不至"。可知，早在扁鹊、张仲景，或脉学大宗师王叔和之前，中国人就已知道，由脉之搏动，可测知内部脏器之疾病。

周朝是两三千年前的朝代，当时所说的九脏之动，由现代生物物理学来看，究竟是个什么现象呢？

通过血液的流体力学知识可知，每一个脏器或组织都是通过动脉供血的，而动脉在血液流入组织之前，如树枝一般愈分愈细，这就是所谓的动脉树。心脏之收缩为血液流入这些动脉树之推力。心脏之搏动，放松时为心舒压，收紧时为心缩压，所以血液也就有了波动流与直流两种流动形式。心舒压一方面可以让器官血液充盈起来，另一方面也可以让器官维持一个最低的血液供应。但由心缩压所产生的脉动，才是传送血液的主要动力，此点可由超音波血流计来证明，血液在动脉中流动时，其直流部分流量远在波动流量之下。

通过对血液流体力学的推演和一些实验，泰勒[①]先生更指出，一些器官及组织之动脉树对血流波动之频率是有一定的反应的。对高频的

---

① Taylor M. G.: The input impedance of an Assembly of Ramdomly-Branching Elastic tubes. *Biophysics* J. 6: 29, 1966.

Taylor M. G.: Wave Transmission through an Assembly of Ramdomly-Branching Elastic tubes. *Biophysics* J. 6: 697, 1966.

部分，其阻力几乎是一样的，只是在低频率时有很大的不同。此不同视动脉树之结构而定。换言之，每一种器官对不同低频率脉动通过时所产生之阻力，并不相同。也就是每个器官或组织都容许某一种特定频率之波动流过，因为其阻力为最小。或是以电路理论来打比方，就是每一个器官都有其特性交流电抗，具有各自的天然共振频率，而这个频率也就是血液最容易流入此器官或组织的频率。这个推论也有实验证明，巴萨拉[①]先生已证明心脏及肾脏都有极高之频率选择性，让血液以此频率之波动流入其间。

如果我们依此推论，认为全身所有之器官及组织，各自有一个特殊的共振频率，则对血液在周身之流动，就有了与中医一样的看法了。

因此依我的看法是，所谓九脏之动，就是内脏以其自己特定的频率随着心脏之跳动而被迫共振，同时容许与此共振频率一致之波动血液出入其间。共振越和谐，则其流量越大，因为其受到的阻力较小。不同的器官，不同的组织，都有其特定之频率。但照此推论，如果个个特定频率皆不相同，那么心脏岂不要生出成千上万个不同的频率来共振？

其实未必是这样，总的来说，有十几种频率也就够了。这种以频率来分析血流的方法，可以把相同频率之器官及组织归为同一经络，由此也就不难了解中医十二经络的由来了。每一经络所接受的血流是同一频率的，也就难怪它们的病变总是一起发生的。因为一旦这种共振频率之阻力增加了，这种频率之血流量就会减少，因而这一整条经络的血液分配都会减少，这条经络所系之组织和器官也就会跟着衰弱

---

① Baser, E., G. Ruedas, H. Schwarzkopf, und Ch. Weiss: Untersuchungen des zeitlichen Verhaltens druckabhängiger Anderungen des Strömunswiderstandes im Coronargefäbsystem des Rattenherzens, Pflügers Arch. 304, 189–202, 1968.

下去，甚至产生病变了。

（四）血液之分配与脉搏

为了证明血流之分配情形可由脉搏之波形作为诊断，我们特别设计了一些实验：以一个泵作为波动流来源模拟心脏，以塑料管模拟血管，而以有低频共振特性之气球来模拟五脏，我们发现在气球（五脏）中的流量产生改变时，必定随之产生波形上之特定改变。换言之，血流之分配与脉搏之波形变化有着密切的关系。因此由脉搏波形之改变，应可诊断出内脏器官在共振频率上之改变，或可诊断出共振频率改变时阻力之改变。而此改变就与所谓的火气、寒热等病变相关了。有关此实验之细节请参看相关资料。①

而以相同之模型，我们也曾模拟五脏相生与相克之现象。所谓甲乙相生，就是甲坏乙也坏；而甲丙相克，就是甲坏丙变好。一个器官的变好变坏，与流入此器官之血液流量有关，血流量增大，器官变好；血流量减少，器官变坏。当我们把甲之流量降低时，发现乙也会跟着变低，而丙之流量却异常地变高了（其流量之增加远大于另外两个器官）。因而可知相生相克只是共振频率间互相影响之物理关系，而阴阳五行的理论恰好满足了其运算的规则，就像群论可以决定光谱中的一些选择律一样，并不是什么神秘的原因。

（五）穴道是什么？针灸为什么治病？

由上所述，我们已经了解血液流注器官及组织之法则。波动的血液流入器官时，器官也必随着共振。那么有没有办法阻断这种流动或振动呢？一个振动的物体上面的有些点在受到压迫后很可能阻止该物

---

① Wang W. K. Y. Y. Lo. Y. Chiang, T. C. Chen：Study on flow distribution and pulse shape ｜｜ A model for pulse felling in Chinese Medicine. Paper submitted for publication. （补注：此文发表于 1987 年之国际会议。）

体的振动。在经络上就有一些重要的位置，压住这些位置后，很容易更改此组织中动脉树之基本频率。当波动血液流入动脉树时，整个组织必随着血压中的某一个频率振动，从而让血液流入该组织。但是一旦该组织的穴道被压迫时，这种振动就会被阻止，或是其共振频率被更改，进而阻断或改变血液流注此组织之状况。

所以穴道就是经络上的一些重要位置，这个位置受到压迫后，很容易阻断动脉树的振动，或更改其基本频率。所谓的穴道并不需要与血管或组织直接关联，这也就难怪多少年来我们始终找不到穴道之解剖结构。穴道只在血液仍流动之活体上才有意义。而穴道被压下后所产生之酸、麻等感觉，可能是由于血流减少而产生的。

如果外加之阻力阻断了动脉树的振动，致使流入此组织之血液减少了，其影响可能还不限于这个组织本身。因为此组织之阻力增加之后，与此组织相关的振动频率之阻力也会增加，这就会使整个经络之血流量也受到影响而减少。这些无法流入经络的血液，就视相生及相克的关系，分流进入其他的组织中去了。而针灸手法更有补与泻之不同，简单来说，补者加强其流动，泻者减少其流动。所以补的手法多以一定的频率刺激穴道，可以加强共振，增加其血液流量；而泻法则是抑制穴道，使其减少共振。

因此可推论，针灸是一种改变不同频率振动阻力以达到调和血液分配之手法。那么灸的目的又是什么呢？近代生物物理学的知识告诉我们，细胞膜的弹性与其中所含的饱和脂肪酸成反比，胆固醇含量愈高，其弹性就愈差。但是这种弹性变化亦由其熔化的程度而定。饱和脂肪酸之熔点较高，在 37 摄氏度时就较硬（就像猪油）；而不饱和脂肪酸之熔点较低，在 37 摄氏度时就较软（就像色拉油）。由不饱和脂肪酸组成的细胞膜，其弹性较好，所以灸就是以加热的方式来改变组织之弹性，以改变其阻力之另一种手段了。因为温度升高后，组织总是变得较软。

由此引申，也就不难了解张仲景先生《伤寒论》中之基本论点了。因为手脚或体表之受寒，其间之动脉树也就随之硬化，进而增加了组织的阻力，阻挡了某种共振之产生，也就造成血流减少，更进一步将恶化之情状循着经络往体内传去。这种病变又会通过相生相克的规则，从一经转往另一经，致使病情恶化。

（六）气是什么？

"气行血"是中医最常用的术语，"以心行气"又是练气功之不二法门。那么气到底是什么呢？由上述的脉搏学及穴道之说明，我们知道血液是随着脉动一波又一波地在血管中流动的，进入动脉树，为身体之各个组织及器官输送养分。而穴道就是调整这些脉动之枢纽，可以针灸之补泻手法，加强或阻止流入穴道相关之器官、组织中之血液流量。所以气应可视为血液波流入各器官或组织的一种现象。阻力愈小，气愈盛。气与血管之通顺与否有密切关系，整个动脉树，甚至整个器官之弹性，皆可表现在"气"上。

组织与器官生长得愈健康，其基本频率就会愈标准，而且其共振就愈和谐，因而血流也就愈顺畅。这有点像电子学的电导，气愈旺，电导愈大，导电性能愈好。所以俗话所称"打通某个穴道"，就是把这个穴道相关之器官或组织强化，使其健壮，进入理想的共振状态，从而使血流畅旺。

同理，打通了某条经络，就是把与这个频率相关的穴道一起都打通了，因而这条频率的血流就能畅旺。如果进而将十二经络皆一一打通了，那么心脏病、高血压甚至糖尿病等慢性病就皆可得到良好的治疗。由此我们就很容易明白为何推拿、拍打是打通穴道常用之手法了。

其实真正的道家修炼远不止于此。如果把整个大动脉系统看成是一个共振腔，那么心脏就是能量之泵，练功就是不断地把能量打入此共振腔中进行储存。发力的时候，"力由脊发"，就是由共振腔的中心——大动脉将选定之频率通过经络（相当于动脉之水压系统）发射出来，如此就不难理解所谓爆发力或运气、行气的道理了。而当血流顺畅且血液流速很大时，因血液中所含的电解质是导体，在流速大时与地磁产生作用，也就难免会产生一些电压（此即电磁式血液流量计所用之原理），如此亦可解释为何有功夫的人一旦运起气来手上会带有静电。

（七）耳针及手脚按摩

针灸强调耳针的应用，并且还说手脚按摩也是针灸之应用，这又是什么道理呢？人之身体如按血流频率划分可分为十二种频率，换言之，身体各部都可按这十二种频率进行分配（其实应较十二为多，因此才有奇经八脉等额外之经络）。所以耳朵、手、脚也一样有随这十二种频率振动的组织。其中耳朵特别重要，这是因为耳朵是动物之散热器官，其血液流量特别大，一旦在耳朵上改变了某一特定频率之阻力，对整个经络之流动阻力的影响也就会特别大。所以别看耳朵小，耳针之效果却是特别好。

手脚按摩也是同样的道理，手、脚上所谓的反射点，其实也是身上器官、内脏共享同一频率之对应点，因此用一定之频率（最好是共振频率，即外丹功所谓的先天气）加以按摩，就能加强此频率血脉之流动，而达到治疗内脏疾病之效果。

（八）望诊与面相

望诊为中医四诊之首，而中国人更相信面相。其实这与手脚按摩也是一样的道理，人之面部，与手、脚及耳朵处一样，十二经络皆从此经过，所以不同的部位由不同的频率之血液波进行灌输。一旦肝脏发生病变，肝脏之基本阻力就将变大，流入肝脏之频率的波动之阻力也变大，这就会导致流入脸上与肝相同频率之部位的血液不足，因而此部位就会因氧气不足、营养不良而发青或发黑，或者变得更粗糙。而由面相，多少也可看出先天内脏之强弱，因此面相多少与人之基质有关，而气色又与人的健康有密切的关联。

（九）总论

在我国的文化中，《黄帝内经》一直占有非常重要的地位。由其引申而出的，不仅有中国医学，还有其他如道家之修炼及各家各派武术之气功练习等。这些引申而出的内容或多或少都与脉搏学之研究有关。神农氏尝百草，靠的是他的"玻璃肚子"，换言之靠的是他自己的感觉。靠自己的感觉，靠自己的修炼，也就成了中国人的特色。这种靠自己的感觉的观念，也可以说是中国医术的精要。

中医以扶正为主，也就是增强自身的抵抗力，加强在正常生理情形下身体原有的恢复能力，再由身体自身的能力去抵抗疾病的侵蚀。因而由脉搏学以及望、闻、问所引申出来之诊断，常能将疾病发现于未发作之前，这是中医的一大优点。不过对于一些外来的细菌感染，或者盲肠炎之类的，却因为中医累积的经验不足而稍有欠缺。

作为一个现代中国人，我们不仅要研究和发扬中医的王道医术，也要研究和利用西医的优点，像特效药、开刀甚至器官移植等就非常值得我们去学习并应用。扶正以去邪，或去邪正自扶，本是相辅相成的一体之两面，又何必争论孰是孰非呢？

注：Special Issue of Annual Report of the Institute of Physics, *Academia Sinica*, Vol. 16, 1986. In Honor of Prof. Ta-You Wu on the Occasion of his 80th Birthday.

以肾为基

# 让中医药知识成为我们的健康常识

这部分内容是对我以前所讲的中医常识的一个串联，也是对我以前所讲的中医药知识的一个小结。

肾之所以复杂，一是其本身就很复杂，二是有些人添油加醋、夸大其词，再加上一些别有用心的人借此招摇撞骗，使其人为地变得复杂了。

在我们过去三十多年的研究过程中，事实上我们大多数时间都是在做去除错误的工作。

这就好像我们学打球。在没学之前，可以随意乱打，这时自由度最大；当我们逐渐掌握一些基本的打球规则之后，就不能乱打了，而是必须遵循这些规则来打；当我们技术更精进，知道每个球只有一个最佳打法的时候，我们就完全失去了自由，也就是说，此时的混乱度为零。

所以，学习也是一个降低混乱度的过程。正确的信息愈多，自由度就愈少，这就是信息论中，信息等于负熵的理论。

在我们对中医的研究过程中，我们只提供了"血液循环的共振理论"这个新的信息，然后接下来的工作，就是依照这个信息，将中医药理论的混乱度降至最低，希望最后能定于一。

我们呼吁"大家一起来"，参与这个去芜存菁的工作，让中医药成为严谨而又人性化的知识，更进而将其推广为维护全民健康的常识。

第六章

他们说的肾不是你想的肾

　　肾在中医体系之中，最为神秘也最难理解，但它又与其他器官及系统功能牵连最广。它不仅具有肾脏和泌尿系统的一些直接功能，对中医而言，它还是心跳第二谐波所主导输送血液的器官、组织……

## ✍ 以数学理论破除"肾"的迷思

在中医的理论中，最基础的、应用最广的也是最为混乱的，就是与十二经络系统中的"肾"相关的理论。

中医之理论，以十二经络为系统，可以非常简明、易懂，条理分明。而要对其进行分门别类，只要具备矢量分析和本征模等基础数学知识，以及一些生理学知识，就能做到。

在十二经络系统中，能量是愈来愈小的。我们由 C0（第零谐波，也就是我所说的心包经）开始，它是心脏能量之总输出，与静脉回流和心脏本身之供血能力及健康都有关系。

C1 是肝，肝之供血，三分之二以上来自门静脉，也就是由脾胃消化系统的静脉供应，只有不到三分之一的血量是由心脏经过动脉供应的。

这也就难怪在我们夹肝动脉的实验中，不能像夹肾动脉或夹消化系统的肠系膜上动脉那样可以看到很明显的共振。而在中医药药典分类中，补肝肾的中药，其实大多是补脾的，因为门静脉由脾输出，这才是肝的营养的主要来源。

接下来的 C2 就是肾。

肾在十二经络系统中是最难懂的，连中医最基础的两部经典——《黄帝内经》《难经》，都对其着墨甚少，而且内容还有不一致的地方。再加上之后两三千年来，各朝各代的人不断地添油加醋，尤其是在混入气功后，肾就成了华人最大的迷思，神秘而隐晦。

因此，在这部分内容中，我们以数学的基础理论为根据，不再纠

缠于过去杂乱无章、难以自圆其说的各种道法，而是用了禅宗所谓
"直指本心""当头棒喝"的做法，希望能为大家理出一些头绪。

## ❧ 中医体系的肾，大不同？

在中医理论中，只将全身的器官组织分为十二类，也就是十二经
络。而与经络相对应的器官，也具有与其相同的共振频率，从供血的
角度来说，二者就是荣枯与共了。

中医的基础理论也就是血液循环之分配原理。简单地说，中医之
应用，就是在纠正、补救失去平衡的血液循环。因而"致中和"就是
中医对健康的定义，也是正常无病者应有的血液分配的情况。

所以中医所言之肝，不仅包含肝脏，也包含肝经，以及所有经由心
跳之第一谐波提供血液的身体各组织、器官等。

而肾就是经由心跳的第二谐波推送血液的所有器官、组织。

在下表中所列十二经络对应的十二个谐波之中，心包对应 C0，也
就是心脏能量之总输出；C1 对应肝脏、肝经及一切由第一谐波推动供
血的器官、组织。

表一　十二经络与十二谐波

| 十二经络 | 对应谐波 | 十二经络 | 对应谐波 |
|---|---|---|---|
| 心包经 | 第零谐波（C0） | 胆经 | 第六谐波（C6） |
| 肝经 | 第一谐波（C1） | 膀胱经 | 第七谐波（C7） |
| 肾经 | 第二谐波（C2） | 大肠经 | 第八谐波（C8） |
| 脾经 | 第三谐波（C3） | 三焦经 | 第九谐波（C9） |
| 肺经 | 第四谐波（C4） | 小肠经 | 第十谐波（C10） |
| 胃经 | 第五谐波（C5） | 心经（未定） | 第十一谐波（C11） |

十二经络分配的能量在手腕（寸口）测量，是由 C0 到 C1 到 C2 到 C3……逐渐变少的。这是身体血液分配的规则。

这十二经络中，"致中和"是《黄帝内经》提出之健康指导原则。但这个指导原则唯独对肾是不适用的，因而肾成了《黄帝内经》指导原则的化外之民。

### 华人最重补肾

肾在中医体系之中，最为神秘也最难理解，但它又与其他器官及系统功能牵连最广。因此，补肾成了华人的癖好。尤其对男人来说，肾虚成了最大的噩梦！

肾不仅具有肾脏和泌尿系统的一些直接功能，对中医而言，肾还是心跳第二谐波所主导的输送血液的器官、组织。

所以，要理解中医所言之肾，就得由第二谐波的特性入手。

第二谐波的能量，没有第零谐波（心包）和第一谐波（肝）来得大，它是十二经络中第三大的能量。但是为什么肾在华人的心目中这么重要呢？

认为肾对健康、对体力尤其是对性功能非常重要，是许多华人的迷思！难道心功能（C0）和肝功能（C1）就不重要吗？

### 肾（第二谐波）的特殊性

在探讨肾（C2）的特殊性之前，我们先来了解心与肝的能量变化。

如果 C0 变大了，那就表示心脏在老化，因此喷出血液的力度有些不够，这与西医检查射血分数（心室舒张末期容积与收缩末期容积之差占心室舒张末期容积的百分比）时用到的心脏收缩指数有很多相似之处。心脏收缩指数愈小，表示 C0 愈大，也就是中医所说的心火旺，这时心脏的收缩力已经不足以把血液迅速有效地送入升主动脉，使其进入体循环。

心脏收缩，是心脏肌肉的瞬间动作，在科学表达上相当于一个脉冲波。我们知道脉冲波包含各种频率，心脏每次收缩所产生的脉冲，能产生十二种谐波，而后分送到十二经络中去。脉冲短而高，表示心肌非常有力，射血分数数值就大，C0就小；反之亦然。如果C0变大，则表示心脏老化、心脏无力，也就是心火上升。

而肝脉（C1）呢？

肝脉大，肝火旺，是相火（请参看《人活一口"气"》），也是不健康的指标。一般而言，这表示肝在硬化（但尚未达到西医所称之肝硬化）。肝的弹性变差，是自然老化的必然结果。或因血中含有有毒物质需要肝脏解毒，所以去肝脏的血流量会加大，以提高清除毒物的效率，这在饮酒或服用一些西药甚至喝咖啡后常会发生。所以C1变大也是老化或有毒在身的现象，并非好事。

至于肾脉呢？

我们经过三十年的观察，发现不论是老鼠还是人，都是肾愈强愈好。《黄帝内经》中所说的"独小者病，独大者病"或"致中和"，只有肾是异类，它在一定的范围内是愈大愈好。〔注：近期脉诊的研究发现，在特殊病变（如心肌梗死）时，肾脉能量也会异常升高。〕

仅此一点，就可略知肾的特殊性与重要性了。

### 肾阳与膀胱经

在《黄帝内经》中，对肾的叙述并不多，主要是原则性地指出：

"肾者主水"——《素问·上古天真论》

"肾主骨"——《素问·宣明五气篇》

"肾生骨髓"——《素问·阴阳应象大论》

"肾气通于耳"——《灵枢·脉度》

"肾藏精，精舍志"——《灵枢·本神篇》

这些叙述，只是将十二本经各司之职、各主之功，以对等的用字和措辞，把所主、所生、所藏、所舍，做了一个全面性、普遍性的指导。

在现代教科书中，对肾阳大多交代不清，有些人认为肾阳是膀胱经，此说好像也有些道理，因为高频率的经络向头部巡行，就会影响人的欲望。而性欲与膀胱经的确是相关的，一些补肾的药（如巴戟天等）就是肾与膀胱经一起补，甚至还有只补膀胱经的药。此类药物将导致浮阳溢入膀胱，蕴成湿热，造成虚火上炎，反而危害身体健康。

此外，人在伤寒（病毒感染）时也容易产生性冲动，因为此时膀胱经（第七谐波）的能量会上升，而这又大大增加了病毒的传播能力。

虽然膀胱经经过各个内脏的腧穴，但其功能却只限于对各内脏供血进行调节，尤其是在共振频的阻抗匹配方面，似乎不能直接增强能量，也不能产生与命门或肾阳相似的生理功能。

## 肾阳为三焦元气之主

也有古人认为肾阳为三焦元气之主（也就是炁，道家之真气）。元气是生命活动的原动力，其贯通于三焦，充盈于脏腑组织。

要说明白这个论点，先得把"三焦"的定义弄清楚。

在《黄帝内经》中对三焦有两种定义：一为上焦、中焦、下焦（也就是三部）；一为三焦经，也就是第九谐波之共振经络。

而以三焦经来说，《黄帝内经》对它有一个特别的叙述——"行于脉外"，说明三焦经之能量有个特性是其他经络共振频率所没有的。

其他经络共振频率都在脉之内，只运行于血脉所及之处——血管与穴道，也就是在器官之中，在大血管与小血管的范围之内。

只有三焦经，可以溢出血脉，在全身各处形成共振。它运行于脉之外，通过腠理使全身形成一个大共振腔，所以三焦经也就是一个大的共振系统。现代生理学或运动生理学也发现人体整体有一个共振频率，是以整个身体为共振单位的，频率也接近心跳频率之九倍。

由这个角度看三焦经，则奇经八脉也就容易理解了。

### 奇经八脉与共振常模

如果把人体看成一个共振单位，那么一个类似椭球的人体产生在共振时会有哪些常模？

从下页的示意图来看，奇经八脉与一个椭球常模是十分相似的。

奇经八脉与十二正经耦合，产生混合之共振频，如任脉为 C0 ＋ C9，督脉为 C7 ＋ C9；带脉是 C2 ＋ C9，冲脉也可能是 C2 ＋ C9；阴跷脉起于 C2（＋ C9）合 C5（＋ C9），阴维脉也是起于 C2（＋ C9）；而阳维脉可能是 C6 ＋ C9，阳跷脉是 C3 ＋ C9。

这八脉之中，一半以上皆与肾有关，也难怪一些古代医家视三焦经为肾阳分布之管道。何况三焦经所产生的是全身的共振，几乎与每一条经的共振频率都有相遇，而且可能互通能量（李时珍认为奇经八脉是三焦经能量的主要聚集之处）。

### 平衡全身之气——三焦经

三焦经是气之湖泊，就像水库一样，在其他经络水多时蓄洪，水少时流出灌溉。而三焦之气作为全身之气，可与其他经络互通有无以

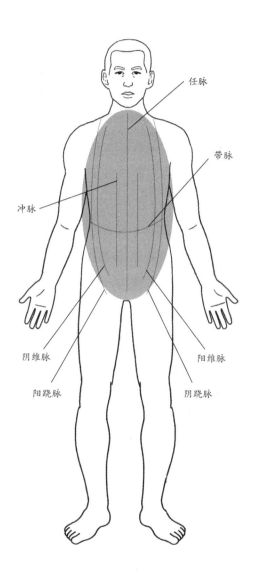

保持平衡。它也是密布全身的保卫体表之卫气，与三谐波（营气）互通，因为三、六、九谐波之共振，是身体最重要的共振，也是气进出身体的主要管道。

　　然而，三焦之气虽是游走全身之卫气，但其能量与功能比肾阳的能量与功能却少得多，不足以代表肾阳。

　　那么肾阳究竟是怎么产生的？有些什么功能？这也正是本书最想要探讨的问题。

# ◆ 奇经八脉之循行路径 ◆

明李时珍之《奇经八脉考》有曰：

奇经八脉者：阴维也、阳维也、阴跷也、阳跷也、冲也、任也、督也、带也。……

阳跷主一身左右之阳，阴跷主一身左右之阴，以东西言也。

督主身后之阳，任、冲主身前之阴，以南北言也。

带脉横束诸脉，以六合言也。

是故医而知乎八脉，则十二经、十五络之大旨得矣；

仙而知乎八脉，则虎龙升降、玄牝幽微之窍妙得矣！

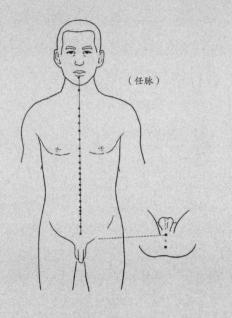

（任脉）

任脉起于会阴，循腹而行于身之前，为阴脉之承任，故曰阴脉之海。

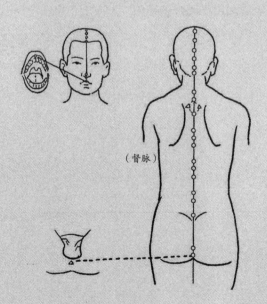

（督脉）

督脉起于会阴，循背而行于身之后，为阳脉之总督，故曰阳脉之海。

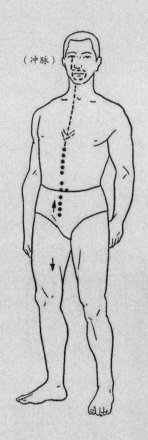

（冲脉）

冲脉起于会阴，夹脐而行，直冲于上，为诸脉之冲要，故曰十二经脉之海。

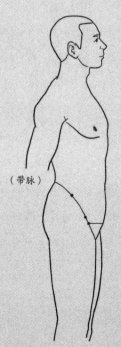

（带脉）

带脉则横围于腰，状如束带，所以总约诸脉者也。

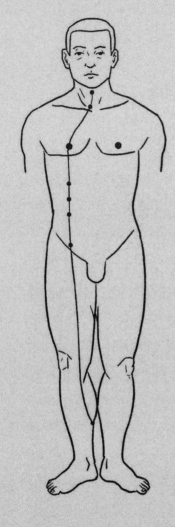

（阴维脉）

阳维起于诸阳之会，由外踝而上行于卫分；阴维起于诸阴之交，由内踝而上行于营分，所以为一身之刚维也。

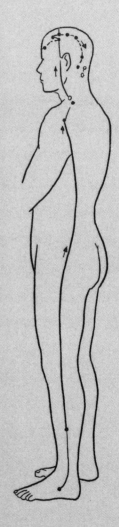

（阳维脉）

116

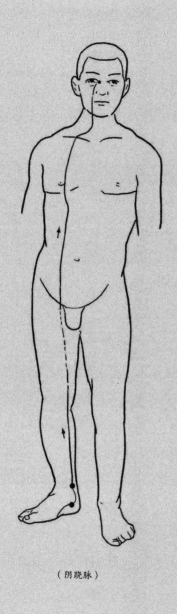

（阴跷脉）

阳跷起于跟中，循外踝上行于身之左右；阴跷起于跟中，循内踝上行于身之左右，所以使机关之跷捷也。

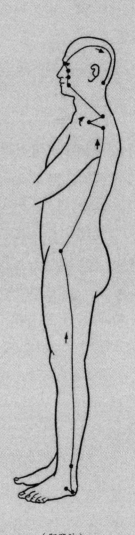

（阳跷脉）

## ～ 先贤古籍说肾

首先，我们来回顾一下古代典籍中先贤对肾阳的一些看法：

《难经·三十六难》："肾两者，非皆肾也。其左者为肾，右者为命门。命门者，诸精神之所舍，原气之所系也。故男子以藏精，女子以系胞。"

第一个整理注释《黄帝内经》的脉学泰斗王叔和也附和提出："左肾属水，右肾属火。"又说："右肾为命门，以配三焦之经。"

而身为金元四大家之一的张元素，主张由张仲景的六经辨证回复到十二经辨证，并且提倡命门一说：

"命门之中，内寄元阴、元阳，又称真阴、真阳。相火发源于元阳，故称命门，为相火之原。"

"元阴即先天之精，男女二精相合……犹如天地之生，先有太极……命门如太极，为天地之始，藏精生血。……命门亦有门户之意，阳能摄阴，阳主升，阴主降，降多于升，元阳不足，封藏收摄无元，致阴精漏泄；升多于降，元阳充沛，阳能摄阴，阴精在元阳蒸化之下，化为元气。"

明代著名医家、温补学派的代表人物张景岳也强调："命门为元气之根，为水火之宅。五脏之阴气，非此不能滋；五脏之阳气，非此不能发。"

从这些古籍及先贤对肾阳的看法中可以发现，《黄帝内经》与此并不一致。

### 《黄帝内经》里的肾阳

《素问·阴阳离合论》："太阳根起于至阴，结于命门，名曰阴中之阳。"

《灵枢·根结篇》："太阳根于至阴，结于命门。命门者，目也。"

《灵枢·卫气篇》："足太阳之本，在跟以上五寸中，标在两络命门。命门者，目也。"

《黄帝内经》的《根结篇》和《卫气篇》都指出"目也"，难道命门是眼睛吗？

我们在这里可真的遇到难题了，《黄帝内经》《难经》两部经典，居然对"命门"的定义不一样！

### 困扰中医千年的争议

在这个探讨肾阳的命题中，可看出中医过去的发展之路充满着曲折与困难的原因：

（一）依靠古经典，而且认为愈古老的经典可信度愈高。那么当经典之间相互矛盾时，该如何是好呢？

（二）依靠医家临床经验之判断。但那些临床经验，从诊病起就没有使用仪器，也没有客观指标。结果就是各家各自观察，各有角度，各有坚持，最后难免出现瞎子摸象的状况。即使各家观察到的都是事实，也难免出现只摸到了象腿、象肚子、象鼻子而导致各有所见的情况。金元四大家就是最好的例子！

此外，中医处方之标准化，直到《本草纲目》成书后，才趋于严格，此前各家用药是否一致也是个问题。

而治疗效果，除了明显的生死之别，其他局部之改善也像诊断一样，因各自所得的部分事实之不同而各有不同。

这些困扰中医千年的争议，通过进行一些关键性的生理实验，在详细分析研究之后，也许是可以厘清的。

### 由血液循环来看肾

中医要现代化，科学的工具、科学的方法、科学的整理，以及科学的管理，都是不可或缺的。

下面扼要说明几个关键性的实验：

在证明各器官的共振频率的动物实验中，我们将其主动脉分支（进入各个内脏的动脉）夹住，再分离脏器与主动脉，就可得知该脏器在体循环中之贡献。

夹住肝动脉时，在尾动脉处所测得的脉波（第一谐波，肝之共振频率）或大或小或不变，即使有变化也很小；夹住肾动脉时，在尾动脉处测脉波，可以发现所有比肾脉共振频率高（二以上）的谐波之振幅皆大幅下降，而且愈健康的个体（肾脉愈大者），振幅下降愈大，可达 60% ～ 70%。

我们在夹各个动脉的实验中，发现以夹肾动脉时的变化最为奇特，是肝、脾等动脉受夹后变化的数倍乃至十数倍之多。

通过这个生理实验，我们可以印证中医前辈的结论。他们对"命门"的推崇之言，是有感而发的，是根据临床经验得出的。

在相同的实验中，我们分别夹左肾动脉及右肾动脉，就能证明左、右肾从血液循环的角度上来看是完全相同的，那么又何来"左肾""右命门"之差别呢？

而命门对应之腑，若如先贤所提出为三焦，那么心包所对应之腑又该是什么？何况十二经络中并没有命门一经。如果命门真的是第十三条经，那命门经所循行的穴道又为何？

现代医家也多认为，肾分肾阴与肾阳，而命门不足之症状与肾阳不足并无不同，似乎没有必要另设毫无根据之命门一说。

**命门说的时代意义**

在我们学习中医各家学说之时，肾的内涵也是最难理解的。

《黄帝内经》中对肾没有特别偏爱与重点着墨，倒是《难经》及后人在临床上对肾的功能有了更多的体验。

《黄帝内经》诠释肾时只重肾阴，但肾阳才是肾功能中最难理解也最神秘的部分。而《难经》在肾阳是什么都不容易说清楚的情况之下，有了命门一说，如果把这些前人由临床经验中所得来的心得，视为肾阳，而不以命门名之，岂不是为诠释肾阳提供了一个比较容易理解的捷径？！

## ⤳ 肾在循环中的功能之一：静脉回流

古籍经典及古代先贤的见解毕竟是出自古代，所及也只是基本的原理原则。这些"肾主骨""五脏之所生""肾生骨髓""肾为先天之本""天一之所居""真阴源于肾"等言论到底表示什么确切的生理功能，我们还不得而知。

如果肾气不足，会引起哪些不适？又有哪些功能会失调？这些才是我们真正需要了解的，也是我们真正能拿来用的。

心脏是所有能量的来源，这是我们大家都了解的。而肾在循环中的功能主要有两点：一是帮助静脉回流，二是肾阳在循环系统中有承前启后的功能。

### 动、静脉血流量与补血方

静脉回流是非常重大的生理发现。人体中的血液，储存在静脉中的占了七成左右，真正在动脉中流动的血只占少数。这有点像一个国家的现役军人与后备军人，现役占三分之一，而后备军人占了三分之二，以备打仗时可以立即征召。

在进一步说明静脉回流之前，我们先要介绍一个有名的方子：当归补血汤（黄芪 30 克、当归 6 克）。补血方以四物汤（熟地 15 克、白芍 9 克、当归 9 克、川芎 6 克）为基础，衍生出桃红四物汤、三黄补血汤、胶艾汤等十余个名方。但是在当归补血汤中，当归只用了 6 克，反而是大量使用黄芪。我们知道黄芪是补气的良药，那么重用之下是如何补血的呢？

有了静脉血占身体血液三分之二以上的认识，才能理解为何大剂量使用黄芪可以补血。

以下补充中医补血方所用药材的特性：

前面说到了人体内的动脉血与静脉血，就像是一个国家的现役军人与后备军人，而黄芪在此方（当归补血汤）中是作为动员令用的。

运用黄芪补气作用强的功效，将静脉中的后备血液快速催赶到动脉，以解燃眉之急。使用时症见为"肌热面赤，烦渴引饮，脉大而虚，重按则微"。

凡妇人行经、产后血虚、发热、头疼等，都是因为动脉中血量不足，而出现的急性贫血的症状。西医治疗此类疾病用的是输血的方法，可是中医不会输液，于是中医就依靠黄芪的补气之力，将静脉中的备血动员到动脉来，便可立即达到增加动脉血量之效。此法见效速度虽然不如输血快，但这也是一个很能体现中医智慧的急救法。

## 白芍

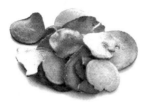

- 处方用名：白芍、炒白芍、生白芍、酒白芍
- 成分：芍药苷、牡丹酚、芍药花苷、苯甲酸、精油、脂肪油、树脂、鞣质、糖、淀粉、黏液质、蛋白质、β-谷甾醇和三萜类
- 药理作用：护肝、解痉、镇痛、消炎、抗菌、扩张血管、改善心肌血流
- 性味：苦、酸、微寒
- 归经：归肝经
- 功效：养血敛阴，柔肝止痛，平抑肝阳
- 应用：用于月经不调、经行腹痛、崩漏与自汗盗汗等症；也可用于肝气不和，胁痛、腹痛、手足拘挛疼痛；以及肝阳亢盛引起的头痛、眩晕等

## 熟地

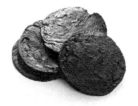

- 处方用名：熟地、熟地黄
- 成分：谷甾醇、甘露醇、梓醇、地黄素、糖类、苷类及多种维生素及矿物质等
- 药理作用：补肾、强心利尿、降血压、降血脂、抗老化、抑制血栓形成、调节体内异常激素，增强免疫功能
- 性味：甘、微苦、微温
- 归经：归心、肝、肾经
- 功效：补血滋阴，益精填髓
- 应用：用于血虚萎黄，眩晕、心悸、失眠、月经不调、崩漏；也可用于肾阴不足，潮热、盗汗、遗精、消渴；以及肝肾精血亏虚的腰膝酸软、眩晕耳鸣、须发早白等症

## 川芎

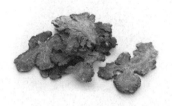

- 处方用名：川芎、抚芎、炙川芎
- 成分：精油、生物碱、阿魏酸等有机酸，以及内脂素、维生素A、叶酸、留醇、蔗糖、脂肪油等
- 药理作用：保护缺血性心肌或大脑、抗血栓、抑制血小板、解痉、镇静、降压、镇痛等
- 性味：辛、温
- 归经：归肝、胆、心包经
- 功效：活血行气，祛风止痛
- 应用：用于胸胁疼痛、风湿痹痛、症瘕结块、疮疡肿痛、跌扑伤痛、月经不调、经闭、痛经、产后瘀滞腹痛、感冒头痛、偏正头痛等症

## 当归

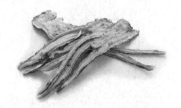

- 处方用名：当归、全当归、西当归、酒当归
- 成分：精油、水溶性生物碱、蔗糖、阿魏酸等有机酸，以及维生素$B_{12}$、聚乙炔类化合物等
- 药理作用：保护心脏、抗炎、消除自由基、保肝利胆固肾、增强免疫功能
- 性味：甘、辛、温
- 归经：归肝、心、脾经
- 功效：补血，调经，活血，止痛
- 应用：用于心肝血虚、面色萎黄、眩晕心悸，月经不调、痛经、经闭、崩漏及血虚体弱、跌打损伤、痈肿血滞的疼痛症、产后瘀滞腹痛、风湿痹痛及经络不利，以及血虚肠燥便秘与久咳气喘

黄芪

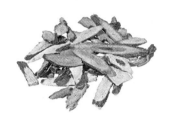

- 处方用名：黄芪、生黄芪、绵黄芪、北芪、炙黄芪、清炙黄芪
- 成分：苷类、多糖、氨基酸及微量元素等
- 药理作用：增强免疫功能、利尿、抗老化、保肝、降压
- 性味：甘、微温
- 归经：归脾、肺经
- 功效：补气升阳，固表止汗，托疮生肌，利水消肿
- 应用：用于脾胃气虚、倦怠乏力，或中气下陷、脱肛、子宫脱垂等症；也可用于肺气虚及表虚自汗、气血不足、疮疡内陷、脓成不溃或久溃不敛者；以及小便不利、水肿、脚气、面目浮肿等症

由此可见，中医在临床上，早已应用动员静脉血之法以补充行血之不足。尽管未提出静脉血占人体血液总量的三分之二以上的生理理论，甚至不知道血管分动脉、静脉，但中医只是依靠临床的观察，便开发出了当归补血汤这样的名方。

### 静脉回流牵动心脏功能

血液大多储存在静脉中。静脉血回流到心脏，再经心脏加氧活化，然后进入动脉。这个过程中血液回流的多少就成了人体是否健康的一个重要指标。静脉血回流不足，就像一个人坐拥万贯家财却无法使用一样，他其实还是一个穷光蛋！

静脉的回流，也直接影响到心脏的功能。心肌依靠伸展与收缩，

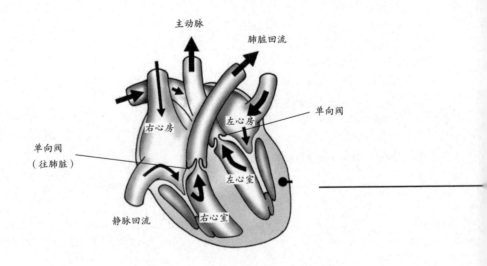

静脉回流与心肌伸展收缩示意图

将血液由左心室推进到升主动脉。左心室的心肌是由很多肌肉纤维组成的，每一束肌肉充血愈多、伸展愈长，在收缩时，其放释出的能量也就愈多。

其原理跟射箭是一样的，弓弦拉得愈满，箭射出的力道就愈大，箭也就射得愈远。如果把心肌当成弓弦，血液视为箭，那么相似度就达到百分之百了。

静脉回流一方面充实了整个动脉中的血量，另一方面又能将心室充分拉长，以增加心肌收缩后射出的血量（EF）。

而肾脉对静脉回流有决定性的影响，这个问题在过去的中医文献中是以"心肾不交"来说明的，而不归于肾阳（或命门）的功能。其实肾脉的此项功能，对生理功能的影响不比肾阳来得少。

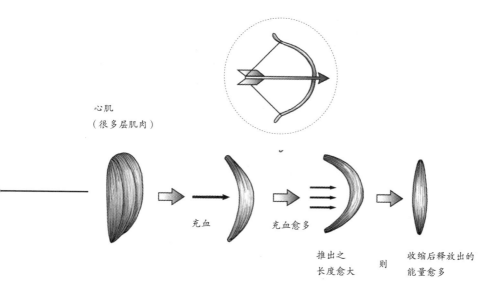

心肌
（很多层肌肉）

充血　　充血愈多　　推出之长度愈大　　则　　收缩后释放出的能量愈多

## ⌇ 肾脉如何帮助静脉回流

血液在身体的分配，主要是三部九候。

上部：往上到头上去，以胆脉为主（第六谐波）。

中部：颈项至肚脐之间，以肺脉为主（第四谐波）。

下部：肚脐以下，包含下肢，以肾脉为主（第二谐波）。

我们不论站着、走路、坐着，都是头在心脏上方，脚在心脏下方，故以中部与心脏最为接近。

即使躺着，我们也习惯于用枕头把头垫高一些，以方便入睡。所以绝大部分的时间，都是头在心脏之上、脚在心脏之下，又因为地心引力的关系，所以上部静脉的回流是比较容易的。

下部的脚、腿及小腹，属于肾脉管区，位于心脏的下方，站立时距心脏更远，因此人体需要更多的设计以协助血液由静脉流回心脏，再经过肺脏加氧后回到动脉。

### 静脉回流是非常精妙的生理设计

心脏推动血液由大动脉流向小动脉，脉动都非常平稳。当推进到小动脉开口与微循环交接的位置时，才利用脉动的压力把血送到微循环，也就是组织与器官之中。

而静脉中的血，是动脉血经过组织及器官，将氧气和二氧化碳交换之后，准备回流到心脏的血液。静脉血再经肺脏活化（交换氧气），重新注入动脉，就完成了血液的循环。

但是在静脉中的血液已没有了脉动，换言之，静脉血无法像动脉血一样由脉动来当推力，那么静脉血要如何流回心脏呢？

静脉中有一个阀，静脉血液回流靠的就是这个设计！

这些阀，与心脏瓣膜一样，是单向阀。当血液由远心端往近心端流动时，阀是没有阻碍的；但如果血液由近心端往远心端流动，阀就会关闭，阻止血液反向流动。

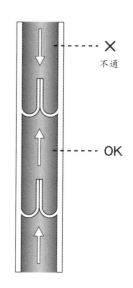

这个被动式的设计，能够阻止血液倒流。由于有地心引力，而血液所在的位置又比心脏高，如头颈部，则静脉血可以由重力引导，顺流而下，不成问题。

但在小腹以下的静脉血，想要对抗地心引力，向上流回心脏，就需要外加能量以推动血液的流动。

有了阀门的设计，只要受到外力影响，不论是上推，还是下推（力量向下，碰到阀后反弹，变成上推之力）的力，或受到左右推挤，由于压力增加的关系，静脉都能将血液往上推。

所以，运动是促进静脉回流最有效的方式。不必激烈运动，走路、站起、蹲下……只要肌肉一用力，就会推挤静脉，进而推动血液回流。

### 肾脉是推动下部循环的主力

既然运动能有效促进静脉回流，那么在不运动的状况下，下部的静脉血又将如何回流呢？

下部包含小腹、大腿、小腿及脚，都在离心脏很远的下方。而往下部的动脉循环中，肾脉（第二谐波）是其主要的推动力量。

在我们的身体中，静脉总是伴随在动脉的旁边，这也是造物的精心设计。动脉中的脉动，就近传到了静脉，而这些动脉的波动，不仅会推动动脉血往远心端流去，同时也会促使静脉血向近心端回流。

因此，在不运动时，下部静脉血的回流是依靠肾脉来推动的。肾脉愈强，推到下部流灌组织、器官的血液就愈多，同时还推动了下部静脉血的回流。到了中部，因为有了呼吸、肠子蠕动等生理上的自主运动，要将静脉血推回心脏，也就是水到渠成的事情了。

### 肾气不足，心肾不交

中医很早以前就知道了前面所说的道理，因而有"心肾不交"这个"证"，也就是中医所说的肾气不足则心火旺。

心火旺，我们在之前已经探讨过。当心室充血不足时，心肌就像是未完全拉开的弓弦，不能拉满弓，拉开的幅度只有一半或四分之三，尽管心脏肌肉在用同样的力射血，也只能射出满载时的二分之一或四分之三的血量。这个生理现象就造成了"心火旺"。

心脏供能不足，不仅妨害体循环中动脉之供血，也会造成心脏本身供血之不足。这个至升主动脉的脉冲，在心脏放松时（心舒），就是血液流灌心脏血管的动力。此脉冲变小，心脏供血就会变差，心脏也会变得更无力。使用同样的力量，流注身体与滋养自己的血液会变得更少。这就是肾虚产生心火并造成心肾不交的原因。

这是肾在循环上的一大功能：帮助静脉回流，提高心脏泵出血液之效率，同时改善心脏本身的健康状况。

我们由肾脉是推动下部循环的主力，可以体会一些保健理念，比如"脚是人的第二个心脏"。多运动，多按摩，可直接改善心脏的健康状况，并且可使全身的供血能力得到增强。

## ⌇ 肾在循环中的功能之二：肾阳

肾的另一个神秘功能，就是肾阳的功能。

肾的功能分肾阴与肾阳，肾阴为肾本身之功能，也就是第二谐波流灌器官、组织时负责执行的功能。这点与其他十一经相同，没有特别之处，总之是各司其职，各有其本分之工作。

肾有肾阳，那其他经呢？

脾也可能有脾阴、脾阳，只是脾阳与肾阳比起来就少得太多了。

一方面，文献中几乎没有脾阳的叙述；另一方面，在做夹肠系膜上动脉时，除了第三谐波下降外，其他高频率（四、五、六、七……）谐波能量的变化都很小，相比肾阳要小得多。

肾阳也是因为其影响涵盖了第二谐波以后的高频率经络，才凸显出了它的特殊地位。而除了第二谐波所流灌的组织、器官之外，肾同时也影响了所有其他组织及器官的功能。

### 再论先贤命门之说

由前述夹动脉的实验，可有效证明张元素的主张：

"命门之中，内寄元阴、元阳，又称真阴、真阳。"

元阴是肾，其本身属阴，是低频率谐波中唯一能量愈高愈好的，可以说是身体能量的另一个基础。而元阴不仅与第三谐波之后的经络有相生关系，甚至与心脏（肾水降心火）、肝脏（肾共振频率为第二谐波，肝共振频率为第一谐波），也都有着很强的相生关系。

至于"命门如太极""为天地之始，藏精生血"这两句，则似乎有些过头了。命门如果如太极，那么心脏要放在哪里呢？

比较正确的说法是："心肾如太极，为天地之始，藏精生血。"心属火，肾属水，一阴一阳之谓道，此太极之原理。

而张景岳所谓"命门为元气之根，为水火之宅"，也应该是将心肾合在一起才算正确。接下来两句："五脏之阴气，非此不能滋；五脏之阳气，非此不能发。"其中五脏之阴气较容易理解，也就是五脏本身之气，要由心肾来提供。至于"五脏之阳气"就比较难理解了。

五脏本属阴，又何来阳气？但如果解释为：五脏之阳系对应五脏之腑，也就是脾（脏）胃（腑）、肝（脏）胆（腑）、肾（脏）膀胱（腑）、肺（脏）大肠（腑）、心包（脏）三焦（腑）、心（脏）小肠（腑），也就说得通了。只是这些功能也是心与肾一起完成的，全归命门，似乎言过其实。

### 共振频率与阴阳之说

前面在说到命门时，我们引述了张元素这段话：

"命门亦有门户之意，阳能摄阴，阳主升，阴主降，降多于升，元阳不足，封藏收摄无主，致阴精漏泄；升多于降，元阳充沛，阳能摄阴，阴精在元阳蒸化之下，化为元气。"

升与降，在中医里是个容易混淆的概念。从一般文献来看，大多与"阴主降，阳主升"相同。

《黄帝内经》中有关阴阳的定义，在我们过去的几本书中也讲了不少，其中生理部分，例如："上部为阳，下部为阴""体表属阳，体内属阴""五脏属阴，六腑属阳"等等，只要加些《难经》的补充说明，例如"迟者藏也；数者，腑也"，这部分理论可以由血液循环理论及一些生理实验证明。

与高频谐波共振的腑、体表、上部等，因高频谐波振动较快，所以是"数（速）者"；而与低频谐波共振的下部、内脏、身躯等，因低频振动得较慢，所以是"迟者"。振动得比较快的是阳，振动得比较慢的是阴，这与我们实验所得出的结论是相符的。

但《黄帝内经》在药理部分着墨较少，所提出的药方也没有几个。

## 性味归经，升降之道

《素问·阴阳应象大论》："气味辛甘发散为阳，酸苦涌泄为阴。"

后来李时珍《本草纲目》将之引申：

"酸咸无升，甘辛无降，寒无浮，热无沉，其性然也。而升者引之以咸寒，则沉而直达下焦；沉者引之以酒，则浮而上至巅顶。"

这个药的性味理论，让原来很简单的生理理论变得混沌难解，不能一以贯之，如何是好？

"辛甘发散为阳"，是《黄帝内经》之原文，而李时珍引申为"甘辛无降"，表示阳就无降，也就是阳为升。由阴阳之相反，便可推出阴无升，所以酸咸入阴分，"酸咸无升"是药之本性。

这里就是个大难题。甘辛是人的味觉，酸咸也是人的味觉，味觉与入经真的有完全的对应关系吗？

我们吃辣的东西会发热，英文中的 hot 一词，是辣热不分的。热的时候，血向表走，也就是走向阳（高频在体表），似乎还有些依据；而甘是甜味，甘入心。现代营养学研究认为甜食会令人发福，但对其是否归心，或有增加阳气的功能，就毫无头绪了。

酸咸为降，则是基于"酸入肝，咸入肾"之理论推出来的。但是今日化工食品迅猛发展，各种口味的化工食品都能做得出来，其原理只是刺激味蕾而已。若要以此直接推论"味蕾受到特殊味道的刺激后会使血液循环发生改变"，恐怕还需要做很多的实验才能验证其正确与否！

"升者引之以咸寒，则沉而直达下焦；沉者引之以酒，则浮而上至巅顶"，这些论述就更难理解了。似乎是说原有药材之归经，经过咸寒味之矫正，就能够全部变成降，改属阴？而经过甘辛（酒）之处理，就会变成升而改属阳？

比较合理的"猜想"是：药材的归经并没有被改变。当沉者（药）以酒为药引子，由于少量的酒能舒缓血管，加快心跳，与药同饮，可增加高频率谐波在血液压力波中之比重，进而增加流去高频率谐波共振部分的血液，于是就能将更多的药力带到高频部分去。

其中"升者引之以咸寒，则沉而直达下焦"这句，连"猜想"都有些困难，只好用些"联想"，做一部分的"猜想"。咸是盐类的味道，不论氯化钠（NaCl）、硝酸钠（$NaNO_3$）或其他盐类，多是咸味的。在西药中，药物也多是以盐的结构供人食用的，以此来增加药的溶解度及加快人体的吸收。

这些西药多以 Na×× 或 ××Cl（Na 为钠、Cl 为氯）的形式呈现。如咸味与药同煮，可以提高一些药物之溶解度，以利吸收。但这些药为何都是入下焦？这就需要我们展开更多想象并进一步去证实了。

至于寒药"可达下焦"，也可能有一部分是对的。

入肾之药如不入脾，则是寒凉之药，比如知母、黄柏，都只补肾不补脾。地黄、泽泻、杜仲等，补肾也补脾，所以它们就不是寒药；而杜仲更能补肾阳，因此就成了温药。所以，部分寒药只补肾不入脾，就可达下焦（下部属肾）。但要以此作为炮制药物的通则，恐怕还需要更多研究。

即使谈到了这里，对"阳为升""阴为降"还是摸不着头绪。

### 阳为升？阴为降？

阳经通常与比较高频的谐波共振，阴经则与比较低频的谐波共振。阳经由胃之半阴半阳起，胆、膀胱、大肠、三焦、小肠，都走到头面，也就是上部；而在阴经中，最重要的三阴——肝、肾、脾，则都是起于脚，经小腿、大腿而进入中部。

表面看起来，阳经都入上部，阴经主要入下部。但要以此推断"阳为升，阴为降"，似乎又太笼统了。

如果说胆经为上部血管之共振频率，而肾经是下部血管的共振频率，则入胆经的入上部的为升，而入肾经的入下部的为降，这样反而比较说得通。

综合以上所述，我们对肾的特性有以下两点理解：

（1）只入肾的药是寒药，但如果也入其他经，或补肾阳，就不一定了。

（2）只入肾之药，入下部则为降，如果也入其他经，或入肾阳，就不一定了。

## 肾在生理上的功能

如果把古籍中所讨论的肾的功能、命门的功能，加上一些三焦的功能，那就与肾的实际功能大略相似了。

《内经·灵枢·本神》："肾藏精，精舍志。"

"肾藏精"，精是什么？如果狭义地解释为男人之精子，那么女性是不是就没有"精"了？《难经·三十六难》则以为"男子以藏精，女子以系胞"。

这个"精"，应解释为人体之精华。此为广义的定义，当然可以包含男性的精子，以及女性的卵巢、子宫，终究这也是人体中精华的一部分。

那么这个广义的精华，还应该包含哪些部分？

### 广义解析人体精华

《素问·阴阳应象大论》："肾生骨髓。"

《素问·宣明五气篇》："五脏所主……肾主骨。"

由这两句话可以知道，《黄帝内经》认为肾是生长骨髓的。但广义上的"精"应包含大脑，这才能解释"精舍志"。

什么叫作"志"？记忆力，意志力。以现代生理学来看，大脑才是人的根源，所以此"髓"应包含骨髓与脑髓。

《灵枢·海论》："脑为髓之海。"

脑髓主管记忆、意志、人的一切思维。但是骨髓呢？现代生理学也教导我们，白细胞、红细胞都是由骨髓制造的，二者又是使血液得以发挥其主要作用的主力。

红细胞：血液中携带氧气之主要细胞，没有细胞核，但其内充满了血红素（携带氧气的主要分子），所以可将红细胞视为一个充满血红素的袋子。人类的细胞中约四分之一是红细胞，而每千分之一毫升血液中约有 400 万个红细胞，它在血液的体积中占了四成多。每个成年人体内的红细胞之总量有（2~3）$\times 10^{13}$ 个，而红细胞由制造到回收、分解，再到重新制造，需 100 至 120 天，因此一个成年人每秒大约可以制造 240 万个新的红细胞。

白细胞：身体主要防卫力量的执行者，为免疫系统之骨干，每千分之一毫升血液中有 4 万至 11 万个白细胞，约占血液体积的百分之一。白细胞有细胞核，更有许多其他细胞该有的结构，如线粒体（制造能量的结构）、很多运动细胞的纤维等。所以白细胞的结构比红细胞复杂多了，对原料的需求及加工程序也都比红细胞多得多，而且其中可拆解重新使用的部件并不多，因此人体在制造白细胞时，所付出的成本要比制造红细胞多很多倍。

至于男性的生殖细胞——精子，制造起来就更费力了，必须先经过减数分裂，将成对的染色体变成单个。这整个过程比较复杂，为便于了解，我们以图解的方式来说明。

### 精子结构与生命延续

如图示，精子的结构分为头部、中段和尾部。中段有强壮的肌肉结构，可帮助精子尾部进行快速而剧烈的运动，以通过女性生殖腔进入子宫、输卵管，达到使女性受精繁衍下一代的目的。而为了让这些肌肉结构可以长时间剧烈运动，精子必须准备大量的"粮食"。

精子长 50～60μm（1μm=1/1000mm）。女性子宫口至输卵管的长度有十几厘米，至少是 $10^5$ 微米，是精子本身长度的 2000 多倍。

以人来做比较，如果手臂上举的话，总长大约是 2 米，2000 倍就是 4000 米。精子须在 30 分钟之内游完全程，然后才有机会抱得"美人"归——使卵子受精，这就相当于你要在 30 分钟内跑完 4000 米。

还有一件事一定要知道，精子在游泳时，是没有划好的水道（甚至不是水道）的，前方分岔很多，且大多是沼泽，精子要随着精液，通过子宫与输卵管内的潮湿地带，方能找到"美人"所在之处，一路上是盈科而后进，奋勇向前。在数百万个精子中，仅有一个可能与卵

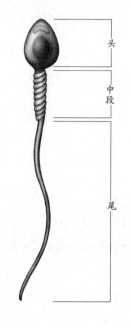

头

中段

尾

子相遇，其他都将阵亡。

在睾丸制造精子的过程中，这些精子前后要经过 70 至 90 天才能成熟。整个过程需要消耗大量能量，当然也就产生了很多热量，所以人体的睾丸长在体外，以方便散热。

每次射精，人体为了护送精子前行，会在精液内提供各种能量丰富的补给品，加上前列腺液的分泌，所以每次射精对人体来说都是需要付出一大笔成本的。

由上述一些生理现象，我们可以进一步了解到，生命的延续在人类的演化过程中是非常重要的。所有的物种想要不断繁衍，就必须具有强大的生殖能力，否则就会因为无法孕育下一代，而在物种基因的大池子中逐渐被淘汰。

今天在地球上生存的物种，包括人类，都有非常优秀的生殖能力。在不断繁衍的过程中，现存的生理特征也是物种不断演化、改进、适应所得到的结果，所以它们总是精妙得出乎我们的意料。因此，我在研究中医时也是秉持着这个概念——"血液的分配中有出乎意料的智慧"，绝不是目前生理学教科书中的流量理论所教的——血液像流在河中的水一样，依靠动量往下冲，就来到了每一个器官、每一个穴道、每一寸肌肤。

## 精子生成

男性每次射精释出 1～4 毫升的精液，而每毫升精液中有 200 万至 300 万个精子，其数量与每毫升血液中的白细胞数差不太多，但是不论从原材料或从制造工序上来说，制造精子的耗费都比白细胞多且过

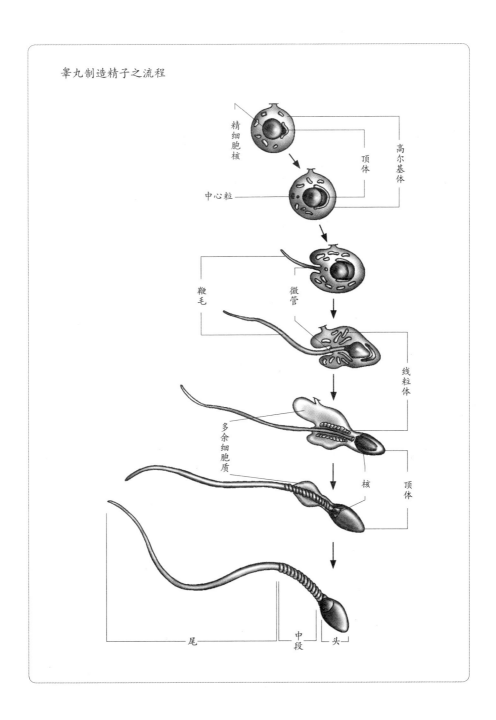

睾丸制造精子之流程

精细胞核

顶体

高尔基体

中心粒

鞭毛

微管

线粒体

多余细胞质

核

顶体

尾

中段

头

程更为繁复。

如果只从精子与精液加前列腺液的营养成分来看，似乎并不是人们所说的一滴精相当于十滴血。但若从精子制造的过程之繁复而言，恐怕就有另一种看法了！

一套精制的西装，主要原料是西装布料、缝线、纽扣等，要经过许多裁缝师的巧手，以手工缝制 70 至 90 天才能制成，又怎能说这套精制的西装等于一套西装料呢？

精子要经过 70 至 90 天的发育才能成熟。也许，一滴精相当于几十滴的血，甚至几百滴血，才是比较合理的比例！

# ◆ 补肾≠壮阳 ◆

在华人的文化中，补肾与壮阳总是被联系在一起，这个文化偏差是怎么产生的呢？

这个问题我们思考了很久，认为答案应该是源自古代皇帝这个独裁天下、拥有无数美女的人。

以往皇帝后宫佳丽三千，其身体再怎么强，也抵不住消耗。所以御医的重大功能之一，就是为皇帝找出方子来解决这个问题。因此，只存在于皇宫中独有的秘方，经年累月下来也就非常多了。

其中最神秘的就是壮阳秘方了。一些从西域来的"高僧"，或从印度来的"野和尚"，加上更多的本土道士，天天炼丹、采药，综其所学，呈献的"秘方瑰宝"大多是此类药物，并因而获得皇帝的大量赏赐，以至有的药物被奉为"国宝"。

而历史上记载得非常详细的就有一味叫"仙茅"（温肾壮阳，祛寒除湿）的药。这个壮阳药，在唐玄宗统治时期由西域传入，一直在皇宫中流传，后来才流入民间，进入药典。还有一些私相授受的药方，加上在流传过程中不断以讹传讹，以致产生偏差，所以人们提起补肾就想到壮阳。

肾的功能，其实可由古籍所言一一分解，再以现代生理学仔细分析其中合理的部分，也许就可以解除人们大部分的困惑。我们希望能够调和《黄帝内经》《难经》不同调的窘境，以排解先贤言论中之矛盾，并找到我们未来研究发展的方向。

# 道家、佛家修行养生的追求

## 第七章

道家气功讲的是"性命双修"。但"性"和"命"又是什么呢？其实就是身、心、灵。身即是"命"，心与灵就是"性"。佛教是讲心、修心，能得正道，就能进入灵的范畴，并没有特别讲到命。所以佛家是重性轻命，也就是重心灵而轻身体……

## ≋"性命双修"的道家养生术

在中华文化中，道家或道教，修行所追求的是在世间的福报，这与其他宗教多为死后做准备的教义，是很不相同的。

而在世间的福报中，健康、长寿是一切的根基，所以道家对养生术的追求，几乎是道教或道家文化最精华也最杂乱的部分，其间的想象力之丰富，令人叹为观止，所以这部分也是掺杂牛鬼蛇神最多的一个环节。

道家是真正在中华地区产生的文化。虽然道家文化与佛教文化有着盘根错节的交流和渗透，但道家一些基本的养生文化的特点仍是其所独有的。

### 中医与道家文化

中医的发展，与道家文化是水乳交融、密不可分的，中医大师如孙思邈、王冰、葛洪等人，皆与道教有着很深的渊源，也都是养生的名家与提倡者。

中医之理论，大量实证者较少，大多来自《黄帝内经》及推论。道家养生文化则更为主观，许多想法和推论，常常只是一个人打坐时的感觉，或是某个人的冥想心得，却被一传再传，还像煞有介事。但不论如何，这些道家理论就是中华养生术的主流或主体。想要在这些养生术中找到真正的道理，那比起整理中医理论体系的难度要高得多。

所以我们在整理这些道家文献时，依循的仍是过去研究中医理论的精神，尽量去找大家共同接受的部分，再由生理学的理论来试着做讨论或规范，以求找出一个合理的解释，或是将之推翻。如果发现某些现象或某些理论确有其理，则将之导正，并说明其合理之处，进而加以整理规范，以期使其相互串联成为一个合理的体系。

在开始谈道家气功之前，我们对于道家养生必须先有一个认识：

炼丹，是道家养生的核心；

丹药，是炼丹的起源。

《神农本草经》也认为，朱砂（丹砂）是上品，并将它列为开篇第一味药。

### 道家气功概要

道家重修身养性，主修仙道，也兼修医道。晋代道教主要代表人物葛洪就是当时著名的炼丹家、医药学家，其重要著作《抱朴子》被视为道教经典。《抱朴子》分为内篇与外篇，内谈道家思想和丹道修炼，外谈人间得失、世事臧否。

是故古之初为道者，莫不兼修医术，以救近祸焉。凡庸道士，不识此理，恃其所闻者，大至不关治病之方。又不能绝俗幽居，专行内事，以却病痛，病痛及己，无以攻疗，乃更不如凡人之专汤药者。

譬存玄胎息，呼吸吐纳，含景内视，熊经鸟伸者，长生之术也。然艰而且迟，为者鲜成，能得之者，万而一焉。病笃痛甚，身困命危，则不得不攻之以针石，治之以毒烈（药也）。若废和鹊之方，而慕松乔之道，则死者众矣。

身为著名中医师，葛洪以医术为基础，他的修道之法，强调要符合医学，也就是生理学理论，是个比较实在的大师。而其练气理论强调：

（1）守一

《太平经圣君秘旨》："欲寿者，当守气而合神，精不去其形，念此三合以为一，久即彬彬自见，身中形渐轻，精益明，光益精，心中大安，欣然若喜，太平气应矣。"

提出守一，就是精气神合而为一，修者当守气、合神、保精，以明为纲。一者精也，精乃元气之母，人之本也，在身为气，在骨为髓，在意为神，皆精之化也。

（2）房中、宝精

强调健康而节制的性生活。不主张采补，代之以增加情趣，适度行房，从而保持精之长满，以生气、增神，最终达到守一之功。

（3）行气

有《行气玉铭》四十五字："行气，深则蓄，蓄则伸，伸则下，下则定，定则固，固则萌，萌则长，长则退，退则天，天几春在上，地几春在下。顺则生，逆则死。"也有一说，其大要者，胎息而已。"初学行炁，鼻中引炁而闭之，阴以心数至一百二十，乃以口微吐之，及引之，皆不欲令己耳闻其炁出入之声，常令入多出少，以鸿毛著鼻口之上，吐炁而鸿毛不动为候也。渐习转增其心数，久久可以至千，至千则老者更少，日还一日矣。"行气、胎息，应为细长缓慢的深呼吸。

《胎息杂诀》："又胎息之妙，切在无思无虑，体合自然，心如死灰，形如枯木，即百脉畅，关节通矣。若忧虑百端，起灭相继，欲求至道，徒费艰勤，终无成功。"胎息，还要加上将思虑停止，不要胡思乱想。

（4）服气、辟谷

服气最早出于《山海经》的"食气，鱼者"，不知是否误认为鱼以食气为生，"此人食气兼食鱼也"。辟谷则是不食五谷，《史记·龟策列传》记载龟能长年不食不饮而不死。而葛洪说："法其食气以绝谷""仙经象龟之息，岂不有以乎？"似乎认为食气辟谷（龟息大法）可将呼吸、心跳都降至几近于零，甚至脑波也不见了。（注：我们有一些数据显示，正确的辟谷方式在十天左右的疗程结束后，脉诊仪的确可量测到接近"致中和"的脉象。）

（5）存思

在心中想水或火等感觉，如发炎则心想水之清；如得寒疾则心思火之热，烧身令尽，存之，使精神如仿佛，疾即愈。

（6）导引

今所流行之八段锦或五禽戏等，皆以身体之不同姿势，以导气血至不同部位。

以上六类是葛洪的练气理论，也可说是道家气功的主要内容，其重点为人的精、气、神。

## 茅山道士

茅山道士属于道教的上清派，其法术体系和修道思想几乎涵盖道教史的各个时期，有"茅山为天下道学所宗"之美誉。

茅山上清派提倡导引、存思、吐纳、丹药、符图、诀咒，并且推崇《黄庭内景经》和《黄庭外景经》。《黄庭经》的内容包括：

（1）将五脏人格化，认为五脏各有其神，而以脾为主（色黄）。

（2）头面有七神。

（3）脑中有诸神，且地位有别，分住脑中各个部分（宫）。

（4）命门之神。

（5）三部八景二十四真（将人体分为上、中、下三部，每部内含八景，共二十四景）。此法与精、气、神相符，但更为细腻。

（6）外在诸神。

（7）三黄庭、三丹田之说，则黄庭不再指脾，而是与三部对应。

（8）强调保精。

（9）重视口水，称其为"华池真精"。

以及存思、食气辟谷、内视、胎息、按摩、念诵、守一、符、图咒、周天、采日月精华。

至于丹药部分，主要著作为《参同契》，以内丹为主，将人身视为丹炉，认为内丹与外丹一样，在体内要经过大小周天，以天地日月运行精神锻炼之。而由真正丹炉炼制的丸剂，含金属或草药，则为外丹。

> 譬诸男女，显以滋生，析以阴阳；导之反复，示之晦朔；通以降腾，配以卦爻，形于变化；随之斗柄，取之周星；分以晨昏，昭诸刻漏。

外丹以陶弘景为集大成者，其著作非常多。陶弘景同样是位有名的中医师，他的作品，如《本草经集注》《效验方》《肘后百一方》《合丹法式》等，都是中医重要著作。至于《集金丹黄白方》《服云母诸石方》等，则倾向道家外丹之内容。

### 其他流派

道家之其他流派，书不胜书，但已多掺杂神仙、灵异、法术等内容，如许逊之净明派，可以点瓦成金、化木炭为美女……此派后来之传承者达数百人，而有著作者亦有数十人。

还有大家最熟知的八仙，如钟离权、吕洞宾、铁拐李、张果老、何仙姑、曹国舅等人，皆已入神仙之流，其神迹之流传，多于其理论著述，反而成为道教最引人入胜的风景。

张伯端（南宗）：号紫阳，本人虽未言师承，但考据皆认为其传承于刘海蟾。南宗以提出阴阳及清净二派为其特点，强调以人补人，本质为取坎填离。

说到"取坎填离"，即以自身肾中阳炁为坎，心中阴神为离，亦称作"还精补脑"（与精、气、神之理，水火相济、心肾相交之说亦相合），此为清净派；而阴阳派，则是以自身阴精为离、为汞，女方阳炁为坎、为铅，采彼"坎中满（☵）"补我"离中虚（☲）"。

本来此法强调男女间之感应，但后为邪门外道所乘，变成"御女采战""泥水金丹"，提倡"炼剑"之说——通过性交而炼丹。相传民国期间有一个叫杨森的人，以多媾幼妻而长寿，台北市南港山九五峰，便因杨森于九十五岁登峰而得名。不久杨森因手术住院（在单人房），于少妻入内探病后暴毙。

南宗于元末并入北宗龙门派，改称龙门南派。

王重阳（北宗）：北宗为王重阳所创，而盛于丘处机，与南宗皆属钟离权、吕洞宾之内丹一系，为全真派。应始自《庄子·杂篇·渔父》之"苦心劳形，以危其真""谨修而身，慎守其真"。本义为全其本真、天真。此派主要旨意为：

（1）三教圆融：儒、释、道三教合一。"儒门释户道相通，三教从来一祖风""释道从来是一家，两般形貌理无差"乃王重阳名言。

（2）识心见性：用禅宗明心见性之理，以"独全其真"，行于"性命双修"之法己。

大道以无心为体，忘言为用，柔弱为本，清净为基。若施于身，必节饮食，绝思虑，静坐以调息，安寝以养气，心不驰则性定，形不劳则精全，神不扰则丹结，然后灭性于虚，宁神于极，可谓不出户庭而妙道得矣。

从《丹阳真人直言》这段文字明显可见，全真派将"精、气、神"与"戒、定、慧"的道理做了完美的融合。

丘处机（1148—1227，龙门派）：系金时人，弟子十八人，传至今日已近四十代。每代传人皆众，为流传最广之门派。但也因门人众多，致其他门派也自称龙门，或虽为龙门传人却不知所传何物，将龙门派变成一个大杂烩。

伍仲虚、柳华阳（伍柳仙宗）：伍、柳二人直言，阴阳、性命顺其自然之变化而生人；逆则返还修自然之理，则成丹（成仙成佛）。其著作专言大小周天及任督二脉、预防危险等，有关小周天之修炼，其要旨在周天之火候。

蒋维乔（因是子静坐法）：系于清代汪昂所著之《医方集解》中发现。这一功法流传最广，功法先叩齿、搅漱，然后静心默数呼吸360次，以意行气（下任脉，过尾闾，闭目上视，至头顶，下鹊桥，至丹田）一小周天，共行三次，擦丹田，并提倡自发外功。而杨践形于1941年提出之放松方法，主张静坐时弛缓筋肉，柔软身体，如浮于空中，故称"弛力法"。

综上所述，道家一直把内功、外功混于一池。虽然张三丰之太极拳被归为内家拳，但与内功修为直接相关的方法，至杨践形才真正提出明确的指导。

## ⤳ 重性轻命的佛家气功

道家气功讲的是性命双修，各派虽有偏好，如南宗是先命后性，北宗是先性后命，但遵循的原则仍是一致的。但"性""命"又是什么呢？

### 性与命

现代人常说"身""心""灵"，开学术会议、演讲时，也总是将身、心、灵放在一起研讨。其实身就是"命"，而心与灵就是"性"。

与道家气功最大之不同在于，佛教是讲心、修心，认为修心方能得正道，也就能进入灵的范畴，并没有特别讲到命。所以佛家是重性而轻命，也就是重心灵而轻身体。

身体的基本健康，属于生理学的范畴。人要吃、要喝，又怎能不生病呢？所以道家气功重视命，也就是重视生理与食物，因而与中医接近，进而有"丹"的概念。简单来说，"丹"是物质性的、生理上的"精华"，内丹由自己修行而来，外丹则由金石精炼以得之，人服后有大用。

而佛家或佛教就完全没有"丹"这一概念，因而完全不谈外丹，甚至内丹，虽也以修心养性为指导，但绝口不谈"丹"。

### 禅宗

佛家气功，我们只就禅宗来探讨。

禅宗是在中国发展出来的大乘佛教，受道家文化的影响最大，因而气功的成分也就多些，能较好地与道家结合。而释、儒、道三教合一，正是王重阳的立论，这种结合对中华文化的影响更胜于单独的道家。

大乘佛教有许多派别，天台宗、禅宗、净土宗、密宗为四个主要宗派，而其修持方法都是"禅定"。

禅宗在历史上最有名的故事有两个，其一是六祖慧能与神秀的故事。六祖本是庙中扫地的工友，而神秀是五祖的大弟子，五祖传衣钵时，要各弟子提出修行心得。神秀答："身是菩提树，心如明镜台。时时勤拂拭，勿使惹尘埃。"其实这与道家思想较接近。而慧能的答案是："菩提本无树，明镜亦非台。本来无一物，何处染尘埃。"于是五祖深夜为慧能讲解《金刚经》，慧能当下悟到本性，之后五祖便将衣钵传予慧能。

另一个是二祖慧可向禅宗始祖达摩拜师求法的故事。达摩祖师来中国入山修行，二祖慧可（号"神光"）在洞外恭立欲拜师，达摩久久皆不相应，于是慧可为表心志，自断左臂，才终于见到达摩。慧可表示自己心未安，乞求达摩祖师为他安心。而达摩回他说："把心拿来，我为你安心。"慧可找不到自己的心。接着达摩祖师又说："安好了。"慧可一听之下，遂有所悟。

两个故事很清楚地指出禅宗之开示——三无。

一、无念为宗。

二、无相为体。

三、无住为本。

这三个无，其实只有一个无，就是无念。不起念头，就不会拘泥于形相，而没了形相，那又依附什么以停留？

## 本来面目

慧能释法："汝既为法而来，可屏息诸缘，勿生一念，吾为汝说。"又，"不思善，不思恶，正与么时，那个是明上座本来面目。"

这个"不思"，就是没有念头，前念已断，后念未起，这时便是自己的本来面目。

其实全真派之"全其本真、天真",即受到禅的启示,也就是本来面目——"自性""本体"。"禅定"就是定于此"本来面目",因而"戒""定""慧"是佛教各宗派共同遵循之修行准则。

不过六祖对此也予以否定(无):"心地无非自性戒,心地无乱自性定,心地无痴自性慧。"虽然六祖以"无"来阐述"戒""定""慧"的深层含义,但也肯定了"戒""定""慧"是为修行之准则。

### 佛教的修行

其实佛教也是修命的,只是不将其视为重点。

佛祖在菩提树下悟道前,也曾学习印度教之苦行,以虐待自己的身体作为,使灵魂脱离肉体枷锁的手段,而不是"戒""定""慧",因而几乎死亡,幸得村女供奉羊乳才得以生还,并领悟:虽不追求身体欲望之满足,亦不必将之戕害,只要守"戒"即可,这才是确实可行之修行大道。守戒,反而因身体更健康,可以进入"定"与"慧"的更高境界。

道家也"戒"口腹之欲(节饮食),但终究是入世之法,不强调戒色,因而衍生出三峰派之类的邪术。

在禅宗中,有两个特别有趣的法门,是用来帮助我们开悟的:

棒喝禅

此法门起于明僧人(临济宗)圆悟,就是俗称的"当头棒喝"。"问也打,不问也打",这个突如其来之当头一棒,是怎样感悟修行本来面目的呢?

我们用现今的计算机科学来做个说明:当头棒喝,就像计算机故障时最常用的修复方法——重新启动。计算机因发生严重的系统错误或硬件出现问题而长时间无响应，不正像我们凡人思虑过度，想着他爱我、他不爱我、他爱我、他不爱我、他真的爱我、他真的不爱我、他一定爱我、他一定不爱我……一再反复无了时。此时一棒打来，人冷不丁地遭到重重的一击之后，就会将一切思虑放下，再重新"开机"，也就跳出这个死胡同了。

参话头

反复分析一个念头的起始之处，找到一念无明的起始点、发源地。"杜塞思量与分别之心。"一问一答，两人同修，自问自答则自修，不断把答案当问题，一直问下去。

"打破砂锅"，"状元也经不住三个为什么"，举个例子来说：

"为什么苹果会掉到地上？"一问。

"地面是苹果该去的地方。"亚里士多德说。

"为什么地面是苹果该去的地方？"再问。

"因为万有引力，有质量的地球与有质量的苹果之间存在引力。"牛顿说。

"为什么有万有引力？"三问。

这下子可不容易答了。

也许你可以试着答说："因为有引力波。"

如果接着又问："为什么有引力波？"

……

上述举例是一个物理的问题，还比较容易回答。如果是人心、人性的问题，也就是性与命的题目，就像达摩要二祖"把心拿来，吾为汝安之"，乃知一切"无"有。

以上所介绍，不论是博大精深的佛学，还是包容并蓄的道教，都只是九牛之一毛。我们的知识有限，难免以管窥天，只是尽心尽力地理出一些我们认为是正确的道理，与大家分享。

## 由生理学看"精气神"与"戒定慧"

我们在研究中华文化时，一直强调不变的部分，如中医理论中的十二经络、穴道。而气功理论最固定不变、最广为人接受的部分，也就是"精气神"与"戒定慧"。

### "精气神"之开源节流

许多道家气功都强调"还精补脑""炼精化气""精化气""气化神"，而这些内容究竟要如何来理解？

由生理学的观点，二、四、六谐波互为共振频，这是内功的基础。

二是肾经的共振频，对应到"精"；

四是肺经的共振频，对应到"气"；

六是胆经的共振频，对应到脑，也就是"神"。

从这个角度来看，二、四、六共振谐波的能量是可以互相交换的，所以"还精补脑"应理解为：用制造精子的血来补脑。

一旦血液进入睾丸的生产线，最后一定是被分解成原料而制造出精子，也就没有"还"的可能了，最多也就是在储精。我们能做到的，只是少用些精，让更多的血去养气、去补脑。

男女性交后，男性耗费成本较大，因为一旦泄精，血液一定先被用来补足精，而降低了肺与脑的供血——在生物演化的过程中，生殖功能一直是物种能够长时间存在的最重要的基础。

那是否有方法补脑呢？这就要说到"戒定慧"了。

## "戒定慧"之补脑哲学

最有效的补脑方法，就是"戒"，即完全杜绝性生活。

不过，即使男性没有泄精，精子还是会被不断制造出来，只是速度较慢。精子从在睾丸中被制造出来，到被运至储精囊暂存，一直待在小仓库内，放久了也就分解了，所以适度泄精对身心其实也是有益无害的。

"炼精化气"也是一样的道理。

只是气如不能"定"，就成了戾气、暴气，又如何补脑呢？——所以要"定"。

而脑子补好了，胡思乱想，做尽坏事，又有何益？——所以要开发"慧"。

那些道家想象力丰富的"房中术""还精补脑术"等大批文献，总是教人如何与女性交合时不射精及还精，以求补脑。但我觉得这恐怕是没有什么作用的。只是这个不射精或延迟射精的手法，倒是可能对治疗男性早泄有效。有心人不妨往此方向研究研究，也不枉费这些老道士呕心沥血的"杰作"。

至于阴阳派的理论——以人补人，是不是还有别的道理呢？

一些统计数据显示，有配偶或性伴侣的人，生活都比较幸福，寿命也比较长些。其中，有两三个孩子的妇女活得最久，生活也比较充实。可见与心爱的人相处，会使人心情愉快。互相扶持，相亲相爱，这就是"以人补人"的大道。

# ◆ 气功于中医发展之猜想 ◆

在研究中医理论时，我们与先祖一样，也是先由最基础的数学入手。

因为"心跳是规则的"，我们导出"人体中有共振单元"，再导出"共振单元组成器官及经络"，最后导出"器官及经络的共振血液循环理论"。而十二经络及器官的共振频，才是生理上的发现，因此有河图洛书之共振频的分布。

把人体当作一个由不同密度、不同弹性的材料组成的实体，通过肌肉、血管、骨骼的分布，我们应该可以找到经络及组成经络之穴道。这个发现的过程，可能在一万年以前就已经完成。我们今天所知的经络与穴道，都有典雅而实用的名称，这应是许多古圣先贤集体努力—— 一棒接一棒地经过了千百年的努力——才有的成果。

古人的一些很有价值的结论经过多次传承和转述，加上后人因为不解其本意的自行发挥，最后以《黄帝内经》《难经》《神农本草经》等形式留传下来。而面对这些混乱的理论及其毫无章法的发展过程，我们想要从中理出一个思路来，是非常困难的，也几乎是不可能完成的任务。

于是我们开始试着从数学入手，就像研究中医一样研究气功。《黄帝内经》中有"独大者病""独小者病"之说，所以气功若只是将某一血液共振谐波的振幅经过锻炼而独自变大，"那也是一种病态"！（注：严格来说，只有肾经变得愈大，人才愈健康，其实这也是练内功的精神。在我们讨论肾的时候，将气功列入主要讨论内容，也是基于此理。）

气功的效果，应是人们通过练习气功而增强了一组谐波，进而有了改善健康水平的功效。

第八章 气功也可以由数学推论

　　因为心跳是稳定的，所以其组成分量都是谐波，这是数学的必然，也是我们先祖发明中医药的重要基础。因此在对"气功"的讨论中，开宗明义，我们是应用数学来进行推理的。所谓"气功"，应是与二、四、六这一组共振谐波有关！

## ⊰ 我们的身体有两组共振谐波

气功的发展虽依附于中医之理论，但是更为天马行空，常常是某人一梦所思，或某人打坐时的感应所得。

中医之发展，有《黄帝内经》《难经》等理论（虽然不甚完整，也不是完全没有自相矛盾）作为规范，终究还是有其标准的，而气功却是毫无章法，各家各派在各说各话！中医理论、药理……要在给病人治病时加以证实，所以特重"验方"，气功、炼丹则是全凭使用者的自觉，或"内视"等没有任何根据的感觉，因而常常导致练功者"走火入魔""药物中毒"，不知害死了多少贵族、能人、居士……

于是，我们就像研究中医一样，试着由数学入手，进行有关气功的推理。

### 二四六与三六九

如前所述，心跳是稳定的，所以其组成分量都是谐波，这是数学的必然，也是我们先祖发明中医药的重要基础。

这些谐波之共振器官及经络，分别是：零心包，一肝，二肾，三脾，四肺，五胃，六胆，七膀胱，八大肠，九三焦，十小肠，十一心。

把这个由零到十一的十二个谐波摊开来看，可以发现有两组互为相生之共振谐波频组合：

一组为二、四、六，分别为二的一、二、三倍。

一组为三、六、九，分别为三的一、二、三倍。

而到了四的共振谐波频时，就只有第四谐波与第八谐波，两个谐波而已。至于第十二谐波，也许在人类继续演化、进化以后，可能发展出第十三条经络，才会出现第十二谐波，才会存在第三组共振谐波频组合。

### 通过不同管道练功，效果不一样

由数学来看，要强化身体的功能，就要练功，也就是加强这两组共振频组合之能量。理由是：

（1）二、四、六谐波，恰好就是上焦（部）、中焦（部）、下焦（部），也就是以血管为主之共振频，以二肾为其基频，是谓先天之气的根本。

（2）三、六、九谐波，则是人体三焦经（全身腠理之气）在全身体表分布之卫气，而以三脾为其基频，是谓后天之气的根本。

由此可以理解，练功有两条不同的管道，用两种不同的方法练功，可达到不同的健身效果。

### 三焦经——第九谐波之共振经络

三焦经在所有经络中最特别，它是将人的全身视作一体之共振频。这个共振频是在人以两脚直立行走之后才发展出来的。

所有练功的姿势，如为站立，都要求两脚与肩同宽，这正是希望启动这个全身之共振频，也就是让"气"产生。

所谓气功研究，其实绝大多数都是在了解这个共振频的特性，像《黄帝内经》就指出了三焦经之特异性——"气行脉外"。也就是说只有三焦经的气可在脉（血管）中走出来。其他零至八谐波，以及第十、十一谐波，这些经络的气都是走在血管与穴道所组成之经络中，而不能在身体其他部位自由游走。

第九谐波，这个全身的共振频，可以影响脑波，并与脑波产生协同共振。

此外，这个10Hz左右的波与地球外围电离层之共振波的频率（舒曼波）也很接近，若是由此血液共振波诱发脑波，进而与地球之共振波连接，是否就能产生"天人合一"般和谐安定的感觉？这个联想也是值得玩味的。

如果强化这个全身的共振波，使之布满全身腠理，这就是所谓硬气功，也就是常人所知的"金钟罩""铁布衫""刀枪不入"。

如果将此第九谐波经由手掌、手指，一路向体外扩散，这就是所谓"外气"。有些初入门的练功新手，自觉几个星期或几天就能气走任督脉，其实这只是皮下之气的表面功夫。

第九谐波之气，其基础为脾经之气（第三谐波），如果将此气收回脾经，则体表柔软，内里充实。

反之，经常发放外气者，还有像硬气功表演者，这些人常常会脾胃虚弱，徒有其表，而且畏寒怕冷，容易消化不良。

这又是为什么呢？

因为他们经由第九谐波把本来营养身体的脾经之气给消耗掉了。


### 如何解释丹田

我们能否以第九谐波散行全身腠理之气来解释丹田呢？

丹田这一概念是由两个概念组成的：一个是炼丹的文化，也就是以化学变化之五色与五行进行类比，转化为生理之"丹"。但是从来没有一个气功"行家"或门派解释过生理之"丹"究竟是什么。

另一个概念是田。"田"有耕作的意思，就是要不断地耕耘，让

"田"里长满了"丹"。

首先，我们可以从身体的外形（下图）来看：

椭圆一，涵盖范围为身体之上半部分，此区两个焦点分别为膻中及下丹田。

椭圆二，由头、颈、胸形成，而以印堂及膻中为其焦点。

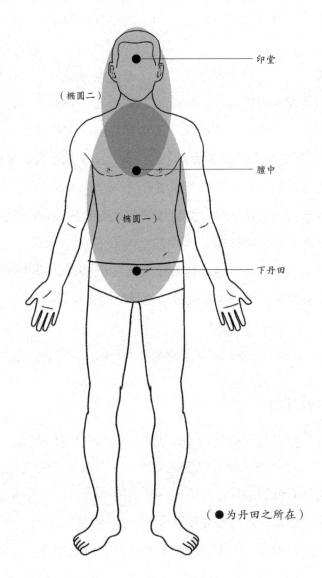

印堂

（椭圆二）

膻中

（椭圆一）

下丹田

（●为丹田之所在）

由声学理论可知，在椭圆体中的一个焦点（膻中）处发出的声音，会集中（聚焦）在另一焦点，天坛的回音壁就是依此原理建造的。在某一焦点发出的声音，在另一焦点处可清晰听到，而且两个焦点处发出的声音可以互相加强。

从上页所标示的这两个想象的椭圆体，我们可以（稍微有点造作，尤其是椭圆二）大略解释丹田的位置。

但是如何结丹？如何耕田？后面我们会再延伸探讨。

### 身体之其他部位呢

以上所讨论的，都在"气行脉外"之三焦经。那么其他"气行脉内"的十一个经络又是怎样的呢？

三焦经只在体表之腠理，那么骨骼、五脏六腑、血管、神经等在哪里呢？

气功文献中的《内经图》（或称《内景图》《修真图》）据传为道家千年不外传之秘要图式，其将人体的形象隐于一幅山水风景画中，描绘出人体与自然相应的规律，并且结合谜辞隐语，讲述人体脏腑与经络的内在关系、炼气结丹要诀及修炼之关键位置。在中国医史博物馆编撰的《文物选粹》中收有一幅彩绘内经图，而目前流传最广的是北京白云观木刻版拓印的黑白图。对此图有兴趣的读者可以在宜兰道教总庙三清宫网站（http://www.sanching.org.tw/dw）下载。

如果由中医之理论入手找出在身体内部改善人体健康水平的方法，那一定是"如何增强血液循环之流畅及效率"。

因此，我们必须再回到其他器官及对应之经络，也就是回到第九谐波之外的十一个谐波——零至八，以及第十、十一谐波。严格来说，应是三、六、九这三个与外功有关之谐波以外的谐波，也就是剩下的零、一、二、四、五、七、八、十、十一谐波，要从这九个谐波之中来寻找。

在这个部分对于"气功"的讨论，开宗明义，我们应用了数学来做一些推论。

所谓内功，应是与二、四、六这一组共振谐波有关的！

## ⬳ 由二、四、六谐波了解内功

在我们开始以脉诊研究中医理论的时候，在 1985 年至 1987 年这三年间，我们对《黄帝内经》中称为"三部九候"的九个穴道做了脉形分析。

上部：颔厌、耳门、颧髎。

中部：太渊、神门、合谷。

下部：太冲、冲阳、太溪。

以上所列出的这九个穴道，都有动脉通过，所以才可能取脉，也因而为《黄帝内经》所选中。

### 三部九候之脉形分析

若将所有测量到的谐波振幅以手上的太渊为基准，将谐波的振幅比值做一个比较，会发现上部的几个穴道量测点，在第六谐波（胆经）以上的振幅比值都大幅增加了，这表示头上动脉系统对胆经以上的谐波的共振最明显；而与下部的穴道相比，第二谐波（肾经）的振幅比值在下部是最高的，不同人的测量结果平均增加了百分之四十二，表示下部的第二谐波共振最明显。

▼上部

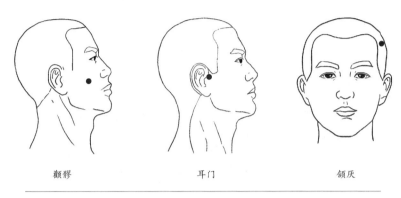

颧髎　　　　　　　　耳门　　　　　　　　颔厌

▼中部

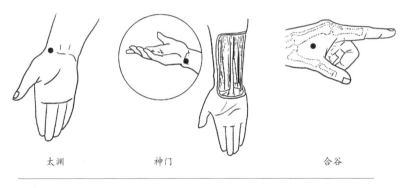

太渊　　　　　　　　神门　　　　　　　　合谷

▼下部

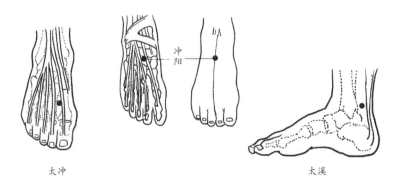

太冲　　　　　　　　　　　　　　　　太溪

《黄帝内经》所称"三部九候"的九个穴道。

如果以中部的穴道与上部和下部相比，则第四谐波（肺经）的振幅最明显。因此，我们大胆假设在人体动脉系统中，上部、中部、下部各自对应二、四、六谐波的共振频。

上部：就是头脸部的血管，其共振频为第六谐波。

中部：就是颈部至肚脐和颈部至手的血管，其共振频为第四谐波。

下部：就是肚脐以下至脚的血管，其共振频为第二谐波。

根据这个实验结果，我们还得到了一个重要的生理上的结论：上、中、下三部之共振频，刚好为六（胆）、四（肺）、二（肾）谐波，也就是与另一组互为共振的组合。

## 健康与否，取决于肾经

在用老鼠做实验时，我们发现肾脉（第二谐波）强的老鼠，大都外形佳、毛色美、活力足、眼睛亮，各方面都很强壮。

老鼠没有三焦经，也就没有所谓游走全身腠理的第九谐波，而老鼠的健康似乎取决于肾经，也就是第二谐波。

换言之，如果有内功，其基础乃是"肾气"。

肾之共振频第二谐波，也是肚脐以下（包含双腿）身体血管之主要共振频，其大本营就在骨盆腔。这不正是下丹田的位置吗？（下部所有动脉之重心，也就是共振之中心。）

肺之共振频第四谐波，也就是肚脐以上至肺（包含双手）的身体动脉血管之主要共振频，其重心共振之最大点便是膻中穴。气聚膻中，就是升主动脉将心脏泵出之血液转换为振动的发生地点，这也是中丹田（重量之中心点，更是脉动产生地）。

头部血管（不含颈部）之共振频第六谐波，其集中点在印堂穴，也就是两眉之中心，这不正是上丹田吗？

由心脏产生血流之脉冲，在膻中（升主动脉）转换为振动之脉冲。而膻中至头顶之距离，如果把这当作一的话，那么膻中到手心之距离则为二，膻中至脚底之距离则为三。由于管长与共振频是反比关系，这三个部位——所谓天（头）、人（上躯干加手）、地（下躯干加脚）——共振频分别为六、四、二，也是符合数学原理的。

## ⇨ 说解丹田

丹的概念，是由早期道士以火炉炼制的各种化学物品，特别是汞与铅结合、分离后炼成之物演变而来的。

### 有传承的"丹"与"田"

在文献中，可以看到各式各样的比方、猜想、幻想、邪想，主要是试图根据五行的概念，把人在练功时表现出的各种异相、怪相，以五色、五味等五行联结性来推论其共性。

于是把人体当成炉子，由身体练功后产生之物质，就统称为"丹"；而"田"就是"丹"生长的地方，如种田一般，以练功促成"丹"在"田"中生长。这便是历史上传承的"丹"与"田"的概念。

这个概念经由各式各样的人，如道士、居士、学者、骗子、疯子等的亲身体验或感觉，而形成了大篇幅的自言自语胡言乱语。在洋洋洒洒的气功历史及传言中，我们看到的更多的是胡言、谎言……

### 丹田的确切位置

想要了解丹田的确切位置，就得理解"丹"与"田"在生理及解剖上的意义。讨论这个问题前，我们先由血液波的共振现象来理解一下什么是丹。

丹在传统的道家思想中是像一颗丹药一样的物质，在丹田之中生长。但是，丹一定要是物质吗？

我们在以往的著作中曾提到，就像打篮球时投篮或打网球时击球一样，我们会不断地重复相同动作，以训练神经、肌肉甚至骨骼等做一种反射式的动作。眼睛一看向篮筐，便引导手、手臂、肩、腰、脚等全身各处互相配合，做出标准的投篮动作，从而将球准确地投入篮筐中。

因此我们可以想象，长期训练的结果，就是使大脑、小脑、脊椎、交感和副交感运动神经形成一张反应图表，将各种投篮动作都详细记录下来，并依照记录一再重复练习，不断加强、重复、修正、加强、重复……最后稳定下来，使投篮命中率大幅提高。

这张留在神经、肌肉、骨骼，甚至内分泌、呼吸等各系统中的图表，也是一种具体的"东西"。这"东西"可以一而再、再而三地不断重复并改进。

现在我们再想一下练功的过程，或是道家所言"炼丹"或"练丹"的过程，是不是觉得十分相似呢？

其实练"丹"与练"打球"是极为相似的事情，心志合一、一心一意、重复练习……这些对自我的要求，二者是如出一辙的。

我们可以由生理学的角度说，"丹"就是身体循环系统中共振状态的综合表现。这个表现与投篮一样，要全身血管、神经，以及大脑、小脑、肌肉、骨骼协调与配合，才能将动脉脉波更有效地送往身体各部位。

### 共振才是健康王道

而所谓打通某条经络，就是将这条经络上的穴道的共振状态提高到良好，乃至优秀，最后达到畅通无阻的状态。

外功以打通三焦经为目的。前面所介绍与三焦经直接相关的奇经八脉，也是逐条（例如由任督脉开始）渐渐畅通的，因而血液的压力波可以快速、随心所欲地到达并充满体表某几个穴道，使其鼓起，从而练成铁布衫或金钟罩的功夫。

说到这里，大家心里或许会问：那么在内功方面又怎么说呢？

其实，内外有别。

外功是有防御之功能的，但只在体表运作（三、六、九谐波，重点在第九谐波），因此没有改善健康、开启智慧的效果。

内功则是在内脏与其他经络（尤其是肾、肺、胆三条经络）之中运作以改善人体循环，所以能改善人体健康水平。

## ⋙ 练内功是在练什么？

由生理实验，我们知道上部的血管都以第六谐波为共振波，中部的血管都以第四谐波为共振波，而下部的血管都以第二谐波为共振波。各部的共振状况越好，则血压波及血液送到主动脉，进而分送到身体之上、中、下部的状况也就越好！

前面我们说了道家内功的重点是"精""气""神"，而佛家内功的重点是"戒""定""慧"，它们与供血系统中的三部九候又有什么关联呢？

### 生理学上的奇迹

主动脉是供血的干道，这是输送血液的最重要管道，比经络系统更重要、更巨大，所以一定不能阻塞或共振不良。

这三部作为最基础的系统，改善它们比打通任何单一经络或穴道都重要，因为这是第一阶段的分配，而"经"是承接于其后的分配系统，"络"则是更细微的分配！上、中、下各部，都是大动脉与好几条经络的结合体或综合体。

就像高速公路、省道、乡间小路一样。在高速公路上，畅通是最重要的，高速公路畅通则输送时间缩短，运输效率提高；而省道众多，乡间小路分支更多，每一分支畅通与否，其影响相对来说就比较小，而且一般只影响局部。

但血液之分配却是高速公路、省道、乡间小路的综合体，是一起工作的，是一个群策群力的共振单位。

这条送血的超高速公路（三部），比一般的高速公路有更高的效率，它以共振的方式运作，这是生理学上的奇迹，也是上天的杰作，我们至今尚未参透。而气功所探索到的细枝末节就如同瞎子摸象，摸到腿的人说是圆柱，摸到肚子的人认为是墙，摸到牙齿的人则认为是硬的、尖的……

三部除了有血液输送功能之外，还兼顾分布血液之功能，而《黄帝内经》在许多年前可能就已经知道这个秘密了。

### 三部九候的奥秘

下部、中部、上部把人体分成三大区块，由主动脉送入身体的血液波依据其共振频，分别导入这三个区块。每个区块又包含主动脉、经与络，也就是主动脉、大小血管及穴道等。

所以，此区块的主动脉、经络、穴道就一道构成了一张大的共振网。

这里我们要厘清一个概念：血液输送的共振，可不像电子电路的共振。电子电路的共振频与非共振频的振幅可相差十倍、百倍，而生理循环上的共振，只是比原来的多几十个百分点，最多不过两倍、三倍，而其他非共振频的振幅相对来说仍有十几或几十个百分点，且总是清晰可见的。因此，从生理上来说不会有完全无法输送血液的情况，无非在血液输送的量上有较大的差异。

这个上、中、下部的选择，是血液分配中的核心，但却是最不易体会或了解的。所以，接下来就让我们慢慢道来。

这个区块以主动脉为动力的来源，而其经与络中的血管才是共振之区域。正是这个经与络中的血管，以共振的方式，将主动脉中之共振频能量引导了出来。

这里一定要有一个概念，就是要清楚共振是如何交换能量的。一个共振系统，可以在一个充满各种频率的能量中，选择性地吸收其共振频的能量，而不吸收其他频率的能量。

以我们日常生活中有所接触的无线电视或收音机系统为例，当我们将天线之共振频调到与某个电视台或广播电台相应的频率时，就能收到这个电视台或广播电台的信号。虽然在空中充斥着无数个电视台或广播电台的频率，可我们的天线经过了频率的选择之后，只选择吸收了这一个频率的信息，进而用电视机或收音机播放。

在此我们先做一个小结：

血液由心脏泵出后，在升主动脉做了一个一百八十度的大转弯，同时将百分之九十八以上的流动动能，在此（约在膻中穴）转换为波动的势能，并沿着有弹性的主动脉向上或向下输送。此时以大动脉之弹性、平顺，就能以最小的摩擦力将血液往前推进。由于血流速度很慢，波动能量很大，因而在主动脉中主要输送的是存在血管壁上的势能。

这个在血管壁上的势能，包含了心跳的各个谐波。当波动通过身体下部时，因下部之经（包含大血管）、络（包含小血管）所形成的动脉网络，有其特定的共振频（心跳之第二谐波），将以第二谐波为主的波动能量吸入此动脉网络，并借此波动能量将血液送进下部之组织中。

同理，在上部是第六谐波，而在中部是第四谐波来完成此项工作。

### 丹田的"田"是什么？

由以上的分析，我们就很容易来解说"田"了。"田"就是整个上部、中部或下部的区块，是一块很大很大的"田"。

那为什么气功前辈们认为丹田只是一个很小的位置，或者是一个类似穴道的位置呢？

我们把身体的动脉解剖图拿出来看一看：

下丹田差不多是下部动脉之重心，也就是共振网中振动之最大点，同时也是我们一般最容易感觉到有振动的位置，难怪下丹田会有"关元""神阙""气海""石门"等各种穴位。这也是随各人身体结构、感觉等差异而产生的不同结果！

中丹田有"膻中"及"巨阙"等穴位。

上丹田则有"百会"及"印堂"等穴位。

### 什么是丹呢

传统气功前辈总是把身体看作是炼丹的炉子，而丹则是化学之物质，是一种具体的物质"丹"。

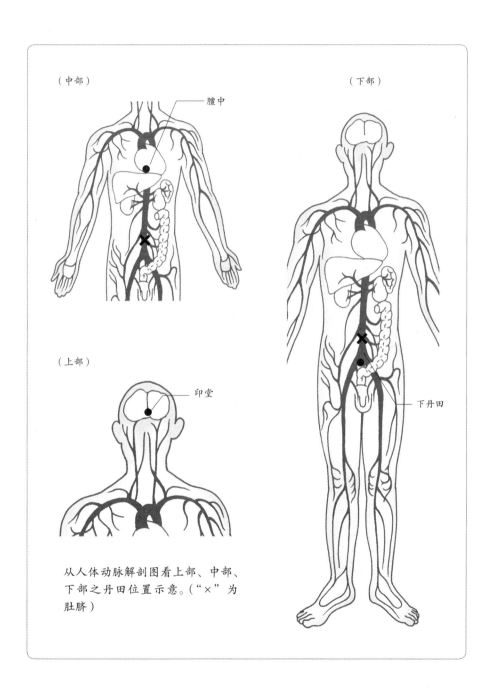

（中部）

膻中

（上部）

印堂

（下部）

下丹田

从人体动脉解剖图看上部、中部、
下部之丹田位置示意。（"×"为
肚脐）

但从我们对生理学的了解可知，"丹"应该是一种物理或生理的状态！就像我们打篮球练习投篮，或打网球一样，将神经、肌肉、血管、骨骼等全身进行协调，在长期的训练后，达成的一种高度协调的状态。这种状态能让人在不同的情况下，做出最恰当的反应，比如将篮球投入篮筐，或将网球以一定强度、旋转角度击回。

对内功练气而言，就是协调"田"中的共振，进行渐进式的训练与加强，并扩大"耕地"范围，以扩充至整个上、中、下部的区块。共振愈佳，所谓丹田（下丹田、膻中、印堂）的振动感就愈强。那些古人所宣称的气功现象，几乎都可由此对其做出一些相应的解释。

### 练功 vs. "精气神"与"戒定慧"

上、中、下丹田之部位及其共振之谐波，分别为六、四、二之倍数，也分别为胆经（六）、肺经（四）、肾经（二）的共振频。

所以内功修炼也就是以这三个经络为主。

第二谐波是肾之共振频，肾藏精、主髓，可以是狭义的精子、精液，也可以是广义的血液骨髓。当然其精中之精仍是精子、精液。

第四谐波是肺之共振频，系身体宗气之源，所有氧气皆由此供给，可以说是气之大本营。

第六谐波是胆之共振频，而上部之胆经入脑，脑子是神，也就是神智、精神等各种智力活动之主导者。

二、四、六谐波互为 1 : 2 : 3 之共振频，可以互相交换能量，相互支援。所以，我们练内功修炼肾、肺、胆，也就是在修炼精、气、神。因此，精气神又可相互换能，相互支援。

那么"练精化气""练气化神""还精补脑"等气功说法也就不难理解了，其实就是血液循环的生理现象——共振谐频间能量之互换。

因而精气神也可相生。

佛家气功之"戒""定""慧"，其实与"精""气""神"是同义词，戒之中以色戒最难持。我们都是由"色"而产生的，所谓"食色性也"。

能守戒则精足，精足则气定，气定则神闲，自然就能产生大智慧。也就是说，大智慧是由神而生的。

### 比较"精气神"与"戒定慧"之精义

道家是修炼在世之福报，在生理学基础上讨论内功在我们身上之物质基础，因而得到一个结论：下部共振良好则能产生足够的"精"，中部共振良好则"气"饱满，上部共振良好则"神"志清醒，脑力充足，这是生理的必然结果。而其成就之顺序，则是精足到气足，气足到神足，即由精而气而神。

佛家强调"心"的作用，修行强调心的境界、心的努力，也就是自我心灵的升华，以成正果。

所以，佛家的修行以守戒而达心灵之净化，因而成就气之安定；不再有暴戾之气，或其他之恶气，因而脑子清净、清明，进而产生大智慧，认识自己"本来无一物"的原本面目，真正解脱生老病死之桎梏，从而得到大自由、大解脱。

由此看来，道家认为修炼内功可以为人在世间找到"神"，找到像庄子一样的破生死、同贵贱之智；而佛家可以成就"成佛之大慧"，超越人世之一切灾难、苦痛。

## 内功修炼三原则

从生理学上对内功有所了解之后，在真正开始练功前，我们要先对如何练功给出原则上的建议：

（1）要先体会或感受自己的心跳

也就是要静听心音，要似乎能听到自己心跳的声音。心音的频率很低，低于 16Hz（每秒振动 16 次），所以不是让人用耳朵去听心跳的声音，而是以身体去体会低频的振动。

（2）要配合心跳的节奏做动作或运动

不论走路，还是做各种柔和的、周期性的运动，如甩手、转腰或转脊椎骨等，都要配合心跳的节奏，以加强各部位与心跳的协调性，也就是炼"丹"了。

（3）要感觉心跳在与全身进行共振

在静坐、站桩练功时，更要试着静听心音，要感觉心跳在与全身进行共振。

### 修炼内功与丹田发声

要想声音好，丹田就要有力。唱歌时要（下）丹田发力，这与内功的道理又有什么关系？

让我们回想一下，身体上可能的三组互为相生之共振谐波：

三、六、九谐波——外功

二、四、六谐波——内功

四、八、（十二）谐波——？

由二、四、六谐波（内功的谐波组）来看，如果下丹田用力，下部共振将会被压抑，原来在下部的第二谐波能量就会分散到共振相生之第四与第六谐波，使得第四、第六谐波之能量大大增加，也因而大量增加了流入第四与第六谐波灌输组织的血液。

而四、八、（十二）共振频相生组，因第四谐波能量大大增加，则第八谐波之能量必然也跟着大大增加。那么，当下丹田用力把第二谐波的能量强迫分配至四、六、八谐波时，会产生什么生理效应？

第四谐波主要为肺供血，第六谐波为头上供血，而第八谐波在头上（上部）正是为声带部位肌肉群供血的主要能量。如此一来（由第六及第八谐波供血），肺活量、声带的控制运用就会更灵活，歌声自然也就更为动人了。

### 看外功的气功现象

说到这里，我们稍微插个话，为下章起个头。外功有些特别的气功现象，比如我们经常看到一些类似的表演：以头击砖、长矛刺喉、大车过身、赤脚过刀尖等，这些表演多可由气血充满腠理来解释。

也就是三、六、九谐波互为共振频，而将第三、第六谐波之能量集中到第九谐波，就可形成体表的保护层，再将能量集中于几个穴道或位置，即可使某点或小面积范围内特别强硬，以对抗外力之侵袭。

而有些科学论文从力学的角度，将手或身体视为以弹簧连接之连续体，从人体组织之弹性系数，以及组织间之黏弹性来说，这些现象都还在合理范围之内，其实也不算"特别"。

只是，经常将第三谐波的能量引导到体表，会造成第三谐波的虚弱，反而会导致脾胃虚寒。这种情形在许多"爱现"的气功师父身上常会发生，但他们又不想在人前示弱，真是为难！

## ⋙ 看内功的特别现象

前章所谈的丹田用力，会使得歌声美妙，就像硬气功一样特别，这是肾经的能量集中到肺及声带而产生的特殊效果，就是现代所谓美声唱法的原理。

这种歌唱法，与外功之硬气功相似，也有损伤肾气的副作用。长时间以丹田用力唱歌，难免肾虚而腰酸脚软。

### 生活中的内功修炼

佛祖由戒、定、慧而悟出人皆有佛性，并教导我们如何找回自性，即通过三法印、四圣谛、十二因缘等认识，从而加速我们认清真我。从某种意义上说，这也是内功修炼中所取得的至高无上的成就。

世间的政治家、军事家、科学家、思想家、发明家等在做深层思考或重大决定时，总是会静心定意，通过斋戒沐浴等手段，由内功之"精""气"来产生"神"，由"戒""定"来产生"慧"。由内功之修炼产生自身之智慧，从而神清目明、高瞻远瞩。

话说回来，其实我们在日常生活中，也会在无意识中进行内功的修炼，至于有没有"神"与"慧"的效果那就不好说了。

### "畸"人"抑"士

在我研究气功与中医的过程中，的确也曾遇到一批"奇人异士"，通过他们的表现，我更愿意称他们为"畸"人"抑"士。

有一位师父，祖传龟息大法，他真的可以控制心跳、血压，甚至令脑波呈现出寂静的现象。然而，一度作为气功杂志主编并推广气功的他，后来却只能以算流年、看风水及教授中医知识来谋生。这个龟息大法固然神奇，但对身体健康真的有好处吗？我想这是十分可疑的。

这还算是好的，只是有些奇异，还有一些夸张的，就真的是"畸"人"抑"士了。为什么这么说呢？

有一位"畸"人在我跟他联系了多次后，终于现身。他与我约在晚上见面，他声称自己可以打下人造卫星，或其他小星星。

当天晚上，他拿着一个类似真空管的东西，以手指比作手枪状，对着天空乱打一阵后说："你看，打下了一颗。"我顺着他手指的方向看去，果然有一颗流星划过天空。不过这已是这位"畸"人忙了半个多小时之后的事了！后来回想，如果那晚有流星雨，也许就不必等那么久了。

"抑"士又是什么模样的呢？

有位"抑"士在电话中宣称，他在运功时可以看到月球永远背向地球的那一面，也可以到东京地铁站去看一看当地的情况。

那天他躺在躺椅上，我们为他量脉，并分析其脉象。此时他开始运功了，经过十几分钟后收功，接着滔滔不绝，而且说得活灵活现。而我们脉诊的记录是："运功时头部循环严重受到抑制，必定产生幻觉！"

从这个角度来说，这些"奇人异士"，大多只是走火入魔的病人而已。


## 走火入魔

走火入魔，简单说就是岔了气，或是某些部位多了气，而其他部位少了气。很多头痛、偏头痛，就是脑部缺血造成的；而抑郁症更是脑子缺血比较严重的症状。

其实胃缺血就会得胃病，鼻子缺血就会得鼻病，手缺血就举不起手来，脚缺血就不能走路……这是大家都很了解的。

走火入魔可以用河流来打比方。

经络本与河流相似，是血液在身体流动的管道。就拿黄河与淮河举例子，本来黄河是黄河，淮河是淮河，淮河的水时多时少，若只是季节的正常变化也没什么，但如果少得太多，淮河流域就会闹旱灾。对于经络来说，就好比胃经缺血（胃虚），长此以往就犯胃病了，这属于正常的生病。胃经血太多，可能导致胃酸过多、胃溃疡……

淮河的水多或少，如果不是因为淮河本身的水足够或不够，而是因为黄河将淮河的水抢走了，或是黄河水冲进淮河里来了，这就不是正常的现象。

把黄河比作胆经，黄河干扰淮河，就是胆经侵犯胃经。这在正常生理上是不容易发生的。这种现象大多是不正当练气、运气所导致的，以人为操作逼迫气血走向不是原本生理上的管道，久而久之，正常经络的走向就被破坏了。就像黄河夺了淮河的出海口，而不再经由黄河原来的出海口流向大海一样。

这时就会造成血液分配的严重不平衡。发生在普通器官里，就是"走火"；而发生在脑子里，那就是"入魔"了。

其发生之原因，大多是过度勉强地运气、练气，或练习一些奇怪的功法，以致超过了生理能承受的强度，导致经络走位、血液妄行，最终走火入魔。此外，严重的外伤则是另一个可能导致走火入魔的原因。

所以修炼功夫，一定要使用正确的方法，温和地循序渐进，以免走火入魔而成了"畸"人"抑"士。

## ⇝ 收功的目的是什么？

各种不同的功夫，太极拳、八段锦……只要是内功，师父就一定会交代"最后要收功"。

外功主要修炼三、六、九谐波，尤其是第九谐波。第九谐波（三焦经）有可以游走全身之振动波，这也是发外气的来源。

其实不论你发不发气，第九谐波这个体表之气是无法留在体内的。在练习了一段时间的功法后，无论你的内功有多精深，总会有些气（振动）留在体表的腠理间，如果不将这些能量收到内里来，过一会儿它就会消散得无影无踪——功不归己。

收功的目的，就是将这些仍留在体表，甚至在三（脾经）、六（胆经）谐波的能量，引导至肾经（二）及肺经（四）。体表的这个振动能更好地加强下部、中部的共振状态，就像练习投篮一样，多投几次，球感会更好，命中率也会更高。下部、中部的共振状态得到了加强，体表的能量也被吸收成为身体的一部分，自然就能提升肾气，使身体更健康。

在我们日常生活之中，总是三、六、九谐波组成的外功，与二、四、六谐波组成的内功在交换，在争取能量。

心脏只有一个，这是各种气功能量的来源，一个多了，另一个就一定要少些。但有些基本功课的内外功的能量却是共同的。

### 把身体各部位的共振协调好

所谓气的流动受阻，就是共振状态被破坏了。

最大的影响自然是来自骨架。因为血管是架在骨头上的，由骨头将之撑开，所以要想使振动状况良好，架子就必须是打开的、正直的，每一处都处在正确的位置上。因此，保持练功的姿势端正是最基本的要求。如果骨头所处的位置不对，比如骨头受伤、变形，就会对共振状态产生很大的伤害。

下一个要点就是筋肉了。筋是连接骨头用的，所以伤筋动骨就是大伤，不容易复原。因为复原需要依靠血液所带来的营养、能量和氧气等，而伤筋动骨就会让血液流不到最该去的地方，那么伤害自然是久久不能复原了。骨头断了、损伤了，我们需要将之固定在正确的位置上，一方面让复原的筋骨生长在正确的位置，另一方面也可让血液循环保持一个好的流动性。

至于肌肉受伤，也一样会阻碍血液循环，因而不能产生共振，这也就是丹田的概念。如果任何一块肌肉都能得到共振状态的改善，那么这块"田"就会变得很肥沃，共振状态就会很好。共振状态越好，血液循环就会越好，反过来又会加强共振……这就是练功的良性循环。因而丹田愈肥沃，身体气血愈顺畅。反之亦然。

这是所有气功的基础，并没有内功、外功的区别。

# ◆ 实测练功后谐波频率的振幅变化 ◆

　　写到这里，我们谈了这么多，大家或许也会好奇，在练功前后用脉诊仪测试，可以看到什么样的变化？

　　其实关于这个问题，我们的团队也会不定时地做些测试，并将结果分享在"米安科技｜王唯工｜脉诊仪"Facebook（脸谱网）的粉丝页上。以下就引用几则与练功（运动）或肾经相关的测量，以供参考。（振幅变化图请参见189页）

## 【功法】杨家老架 108 式太极拳第一段

〔套拳第一节〕

　　平立无极式：起势（式），单鞭，提手上势，白鹤亮翅，搂膝拗步，手挥琵琶，搂膝拗步，手挥琵琶，拦捶，十字手，收势

　　测量练拳前和练拳后，桡动脉频谱的变化结果如图1，C4肺经、C7膀胱经、C8大肠经、C9三焦经的能量增加都相当明显。肺经的变化和太极拳的云手能深层地运动到肋间肌有关，膀胱经的变化和立身中正与松背、转腰有很大的关系，至于大肠经、三焦经的能量增强则可能与虚灵顶劲松开脖子的肌肉有关系，此举似乎对改善头上的血液循环也有很大的帮助。

　　小结：太极拳的几个关键动作和心法，对于胸背、肩颈的气血循环有很大的影响，勤练太极拳对于养生还是有很大帮助的。

## 【重训】重训基本功夫：俯卧撑

重训即是重量训练，到底它对血液循环的影响是什么呢？据作者实测得出的结果看，它能强化肾、脾、肺经的能量！

我们可以从图 2 中看出，做完两轮共 40 个俯卧撑后，桡动脉压力波中的 C2 被快速拉升，将近 1 小时才缓缓下降，C3 和 C4 也在一个小时内有效拉抬了百分之二十左右。根据我们的共振理论，可以推论脾、肺、肾经在运动后被有效地刺激、活化，振幅增加且效用还比较持久。

你心动了吗？想要强化自己的身体，每天做适量的重量训练是非常合适的方式。

## 【重训】重训基本功夫：平板支撑

从脉诊的角度来看，平板支撑对血液循环有什么样的影响，和俯卧撑对血液循环的影响有什么不同呢？

让我们由图 3 继续看下去。

（1）平板支撑对谐频的影响主要表现在 C2（肾经）和 C5（胃经）的上升，从经络的循行来看，这两经交汇处就是腹部的正中处，也就是核心肌群主要坐落的位置。因此，平板支撑能够充分提升核心肌群区块间的循环，以达到训练的效果。

〔和俯卧撑比较〕俯卧撑影响循环的效果较为全面，时间稍微持久一些；而平板支撑影响血液循环的区块较为集中。

（2）平板支撑会大幅度减少高频谐频的能量（C6 至 C10），换句话说，做完平板支撑的一小时内头上的血液循环会大幅度减少。而这延伸出两个重点：

a.如果头上有伤、有手术或头痛历史的朋友，平板支撑的强度不宜太大，且单组时间不宜超过两分钟或短时间内不要做三组以上。

b.反过来说，平时思虑过多、烦恼过度的朋友，每天来个三组两分钟的平板支撑，保证让你短时间内将气力放尽、烦恼放空！

## 【功法】站桩数息

（站桩数息 108 下）

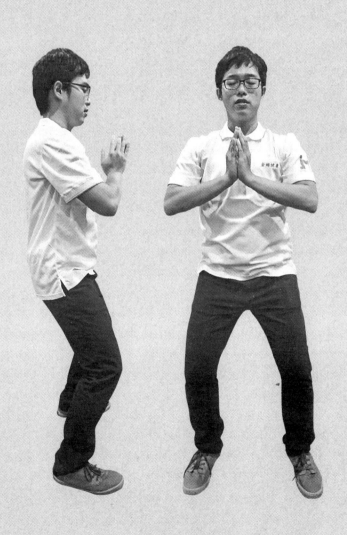

日前有粉丝留言提到我们在电视上推介的站桩数息功法，我们可以通过实验，从脉诊仪上看看练功前后的变化如何。

本次实验观察站桩后数息 108 下，以前后脉象的差异作为控制组、对照组。这一实验结果（图 4）可以反映出该站桩数息功法之效果以减少高频振幅为主，尤其是 C9 至 C11 走在较为表层的经络（清阳发腠理，浊阴走五藏），并逐渐内敛气血。十分钟后微微地补在 C1（肝经）、C2（肾经）。整体效果是将外放或将到头的高频能量降低，使之回流且集中到低频肝肾经络中，产生宁心安神的功效，所以晚上睡前练此功颇为合适。

需要强提脑力思考或有严重烦心之事的人，练该功法的效果应该会大打折扣，这种人还是喝些好茶更有效果。若是想强行把烦心的事带走，建议去跑步或做平板支撑。

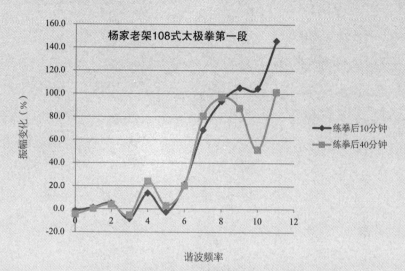

图 1　杨家老架 108 式太极拳第一段之振幅变化

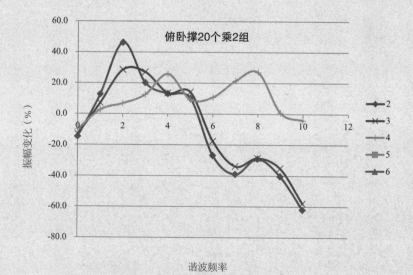

图 2　俯卧撑两轮 40 个之振幅变化

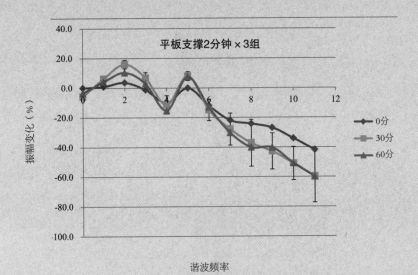

图 3　平板支撑 2 分钟之振幅变化

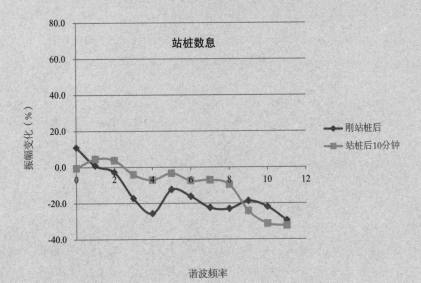

图 4　站桩数息之振幅变化

# 修炼内功与肾气的动作

## 第九章

人体的气血有了初步共振，身体的穴道都没有受到重大伤害，这就已是正常平和的身体了。若要更进一步修炼就需要运用一些诀窍。第一个要诀就是"松"，接着是"运筋"和"运气"。而放松是第一课，也是最难的第一步……

## ᴈ 修炼内功的要诀

人体的气血有了初步共振，身体的穴道都没有受到重大伤害，这就已是正常平和的身体了。如果要更进一步修炼就需要运用一些诀窍。

### 内外功能量分布背道而驰

第三、六、九谐波是把气由内引到外的外功，比较接近人的本能。人在遇到危险时，肾上腺素会大量分泌，血液也会充满肌肉与皮下，人便可以激发出数倍于平时的力量。

不论是准备打架、赛跑、打球、演讲、演唱……甚至是考试，相信大家都有过充分的经验，当气血充满全身体表时，你会反应迅速、运动有力……但是脑子却似乎不太灵光。

一旦事情过去，就会全身瘫软无力。因为身体内第三谐波（脾经）的能量，全都被抽调出来运用了。

那么内功呢？内功要把血液送到第二、四、六谐波去。这与外功的第三、六、九谐波的能量分布刚好相反！

### 修炼内功有诀窍

所以要修炼内功，就得先解除这个我们与生俱来的枷锁，加强第三、六、九谐波的外功，将能量送到腠理，在肌肉紧张、准备受击时，也储存能量准备攻击。

第一个要诀就是"放松"。

松是最广义的、全面的不用力也不用意。肌肉放松、皮肤放松、肚子放松、神经放松、眼神放松、呼吸放松、嘴唇放松……总而言之，全身上下放松，如棉花般轻盈。

这是第一课，也是最难的第一步，一旦理解什么是放松，也能感觉到自己放松了没有，又能真正地放松自己，那么内功就已成了一半。再往下的功课，也就顺理成章了。

下一步是"运筋"。

一般而言，运筋其实与瑜伽动作的目的是相似的。

如果我们骨架平整，肌肉、皮肤也都没有外伤，那么此时妨害气的运行的，就是身体中的湿气和酸水了。这时候最恰当的动作，就是拉筋。

因为湿气和酸水最容易藏匿的位置，而且又最妨害气的运行的，就是筋，尤其是关节部位的筋。这个筋也包含一些固定内脏的韧带，还有像肠子、膀胱、胃等一些内脏器官；而内脏部分就要靠呼吸来拉、来锻炼。练内功时，呼吸训练是为内脏运筋的最佳动作。

再下一步就是"运气"了。

在谈运气前，我们先澄清一下，在内功中的气究竟是指什么。

在本书中，我们谈到的仅限于生理学上的气，也就是行血之气。至于行血之后，所谓"精气神"或"戒定慧"，除了血循环之外还有其他功能，我们暂且不谈。

气行血，就是"心脏送出的血液压力波是气，也就是行血的动力，或行血的能量"，行血的效率与组织共振状态也是息息相关的。血要送到某处，心脏要恰到好处地打出本处所需要的共振波，血管及周围组

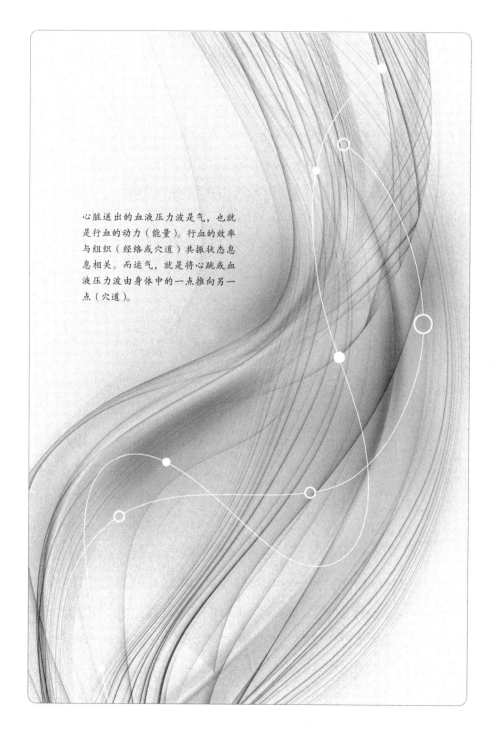

心脏送出的血液压力波是气，也就
是行血的动力（能量）。行血的效率
与组织（经络或穴道）共振状态息
息相关。而运气，就是将心跳或血
液压力波由身体中的一点推向另一
点（穴道）。

织要顺利地把共振波能量送到该处，而该处之组织的（主要是经络或穴道）共振状态要协调，也就是受到的阻抗要最少，才能将此波动能量作为将血送入组织的原动力，有效地将血液送达各处。

而运气的目的，就是降低血管通路与穴道对其共振频之阻抗。其运作的模式，是将心跳或血液压力波试着由身体中的一点，推向另一点。这些点，其实就是穴道。如此不仅穴道的共振频阻力变小，在两个点之间的脉波传送阻力也会随着练习次数增加而降低。脉波一次、两次在自己的控制之下，由一点传至另一点，久而久之，身体中各条脉波通道（经络）之脉波输送阻抗就会逐渐降低了。

这跟练习投篮时愈投愈准是一样的道理。因为血管、肌肉、神经等，彼此间的协调性会被训练出来，有助于使血液循环顺畅。

## ≈ 从放松开始的日常修炼

关于肾与气功的内容，谈到这里也快要接近尾声了。大家对于中医理论所讲的"肾"，有关第二谐波（肾经）的特殊性和重要性，道家的"精气神"与佛家的"戒定慧"，以及内外功与身体两组共振谐波的关系，经过这样一环接一环的分辨解析，不知道是否会有比较清楚的了解。

接下来要介绍的，是我在日常保健时常做的几个动作，用来修炼内功与肾气，效果还不错。同样以君臣佐使（主辅佐引）的概念，搭配插画做重点式解说，以供大家参考。（手脚动作一边做完一轮就换另一边，次数不拘，依个人的状况衡量）

## 日常修炼❶【君】站桩与静坐

（1）站桩

〔动作要点〕

· 两脚张开与肩同宽。

· 脚尖朝前，双膝微弯。

· 两手在胸前成圈。

· 双手合掌（掌心不并拢）。

· 十指相贴，指尖向上。

➲ 注意！全身放松，静听心音。

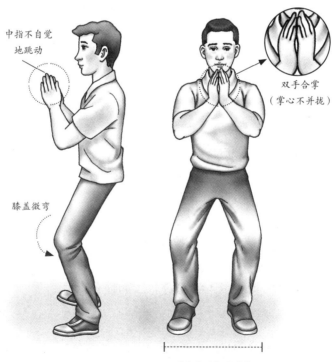

中指不自觉
地跳动

膝盖微弯

双手合掌
（掌心不并拢）

两脚张开与肩同宽
脚尖朝前

　　站桩要"全身放松""静听心音"，慢慢地就会感觉到心跳由膻中散发至中指，而相贴的两手中指会不自觉地跳动。

　　此时，"默数心跳"自然就能忘却红尘。可默数数百次乃至三五千次，也就是五分钟以上，或半小时甚至一小时。

　　当心跳感觉非常明显，而且逐渐强烈时，可尝试将原来在中指及掌心（劳宫）的心跳感觉带到手臂、胸口、下腹，慢慢地去感觉身上不太顺畅的部位，让心跳在那个地方多跳几下。

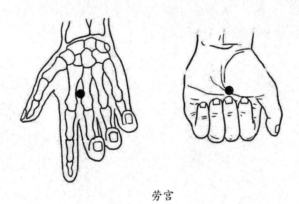

劳宫

　　这个站桩的功法，能让我们先学会放松，然后体会心跳（也就是"气"），并渐渐地能带着气游走于身上各部位，自然也就能让我们学会运气。

　　（2）静坐

　　〔动作要点〕

·下半身轻松坐（不用勉强盘腿，而使骨盆歪斜）。

·双手轻松地放在腿上。

·背打直，坐姿端正。

·两眼微张。

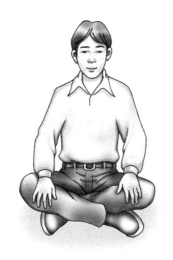
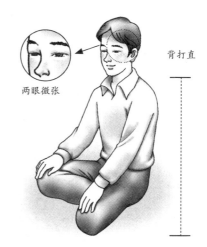

两眼微张

背打直

坐得松，坐得稳，手轻松地放腿上

⊃ **注意！脊椎要正，静听心音，静数心跳，呼吸平稳轻松。**

关于静坐这个题目的讨论已经太多了，其实最重要的就是要坐得松、坐得稳，至于什么盘不盘腿，单盘或双盘，都不是重点。

姿势要端正，尤其是脊椎。骨盆要平衡、平稳。

呼吸平稳轻松，静听心音，静数心跳，自然百念不兴，心如止水。

### 日常修炼❷　【臣】睡前躺在床上做三式

（1）足跟往臀部敲

〔动作要点〕

· 身体放松躺在床上。

· 一条腿伸直，另一条腿抬起，大腿与身体约呈 90 度。

· 以膝盖为轴心，腿上下运动，足跟尽量往臀部敲。

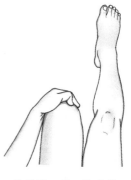

手抱膝，另一脚敲臀

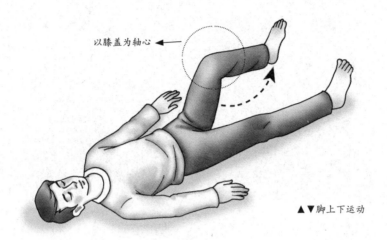

以膝盖为轴心 ←

▲▼脚上下运动

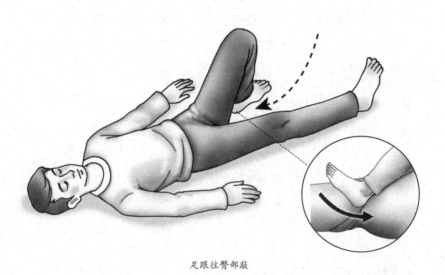

足跟往臀部敲

这个动作是睡觉前躺在床上做的。注意做这个动作时要全身放松，一脚伸直放在床上，或屈起以手抱膝（看哪个动作轻松，随个人选择）；另一脚以膝盖为轴心，上下运动，足跟尽量往臀部敲，这是最大的重点。

（放床上的腿亦可屈起，手抱膝，另一脚敲臀部）


（2）抬腿按摩

〔动作要点〕

·抬起一腿，大腿与身体约呈 90 度，或往身体再靠近些。

（另一条腿可伸直，如上图；或是脚踩床面、膝盖弯曲，如下图）

·两手由下往上按摩小腿和大腿内侧与外侧。


➲ 注意！身体放轻松，配合按摩动作自然转动。

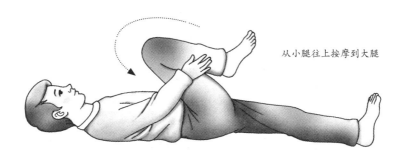

从小腿往上按摩到大腿

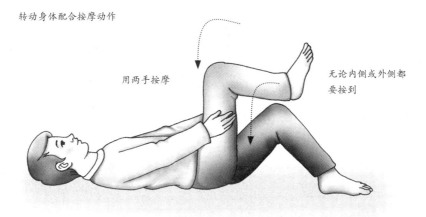

转动身体配合按摩动作

用两手按摩

无论内侧或外侧都
要按到

（3）伸展拉筋

〔动作要点〕

·一条腿弯曲，足跟尽量贴近臀部。

·脚用力踩床面，往前伸展，感觉大腿能被拉到为止。

·另一条腿放床上伸直。

·足跟往前推，下压，感觉小腿也能被拉到为止。

➲ **注意！要在床上做动作（运动），所以躺的床最好不要选太软的。**

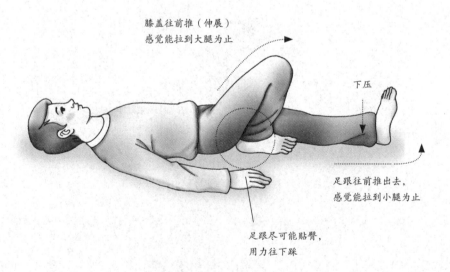

膝盖往前推（伸展）
感觉能拉到大腿为止

下压

足跟往前推出去，
感觉能拉到小腿为止

足跟尽可能贴臀，
用力往下踩

## 日常修炼❸　【佐】走路

〔动作要点〕

· 眼睛看前方。

· 抬头挺胸。

· 脚踏实地。

· 双手自然摆动。

➲ 注意！不要弯腰驼背，要配合心跳走路。加强各部位与心跳的协调性，也是"炼丹"的方式。

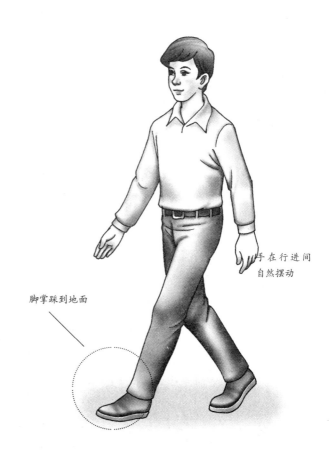

手在行进间
自然摆动

脚掌踩到地面

## 日常修炼❹ 【使】拍打冲脉与环跳穴

（1）拍打冲脉

〔动作要点〕

· 自然站立。

· 两脚张开与肩同宽。

· 双手握拳。

· 拍打冲脉之下丹田两侧。

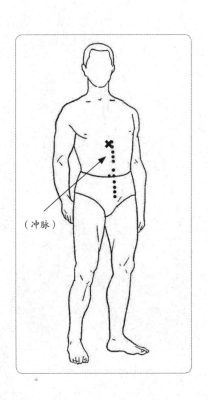

（冲脉）

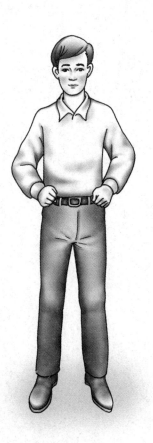

两脚张开与肩同宽

（2）拍打环跳穴

〔动作要点〕

·站立抬腿，架在支撑物上。

·膝盖打直。

·以手掌（或握拳）拍打环跳穴及四周穴道。

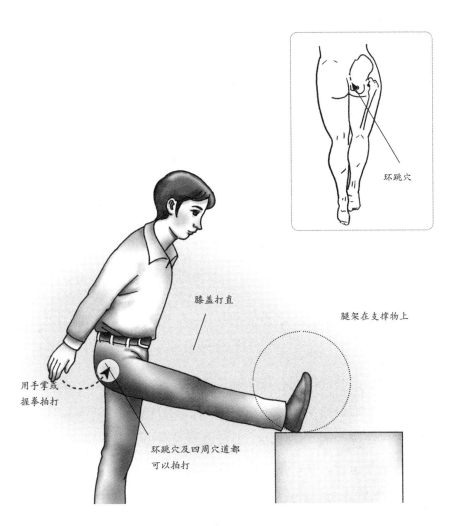

环跳穴

膝盖打直

腿架在支撑物上

用手掌或
握拳拍打

环跳穴及四周穴道都
可以拍打

205

## ◈ 女性与男性修炼之不同

男女身体之最大区别在生殖系统上，在染色体上也有不同，男女性都有 22 对常染色体，加 1 对性染色体——男性为 XY，女性则为 XX。

### 男性的性染色体

男性由于性染色体不成对，在基因层面发生错误的概率相较女性而言就大很多。一般来说，一对染色体，其中一个有误，可由另一个来补救，不至于产生生理上的缺陷。而男性的性染色体是不一样的 X 与 Y，所以只要 X 或 Y 上有任何缺陷，就一定也会在生理上表现出相对应的缺陷。

假设 22 对常染色体与 1 对性染色体都有相同基因数的比重，那么男性基因出错的概率，就会比女性高约 8.7%（2 除以 23）。如果比较一下台湾地区男女的平均寿命——男性 77 岁、女性 83.6 岁，其差异约 8.1%，会发现这两个数字是很接近的。

### 女性的月经

在生理上，女性与男性最大的不同是有月经，也就是大约每月一次的排卵，以及经血的排出。

在女性的月经期间，如果排经正常，量其脉象都会有肝肾气上升的现象，女性经期若肝肾气上升有限，则有经血过少、痛经等问题。

中药之调经药，作用多为补肝肾脾及活血化瘀，但由于月经期间肝肾气血的上升，在经期服用有失血过多之虑，因此不建议在这时候服用。

女性在月经期间生理上和情绪上的变化，很多是受到激素分泌变化所影响。而激素分泌的变化对于循环系统而言也有改变血管弹性的影响，进而对肾气、肺气都有直接影响，因此在量测女性脉象的时候，要把激素周期的影响加入判断中，这就是中医把脉时会询问女子是否正在经期的原因。

### 女性练功的禁忌

所以女性在练功时，不宜意守下丹田。因为这里是子宫所在的位置。尤其在月经期间，这么做会增加经血量，甚至引起大量出血。

古籍中也有一些炼女丹的文献，但多提倡修炼双乳。正确来说，应以膻中、中丹田为主才是。不论是意守中丹田或按摩胸部及乳房，皆是此意，但过了更年期，就没有这个不练下丹田的禁忌了。

# 画龙点睛，为中西文化融合开光

在众多的中外歌曲中，最贴合我的心境的是一首赞歌——*You Raise Me Up*，其中有一句：

Then I am still and wait here in the silence, until you come and sit a while with me.

我把它意译为：我静静地与你同坐一会儿。

这句浅显的白话文，不就是内功的最高境界吗？

放下一切，超越所有的疑虑，放弃所有的思绪，静静地与"他"坐在一起。

孟子曾说："我善养吾浩然之气。"在他所著的《孟子》一书中亦有名言："故天将降大任于是人也，必先苦其心志……所以动心忍性，曾益其所不能。"而此歌中最后一句"You raise me up, to more than I can be"不就是"曾益其所不能"的意思吗？但是这首歌中的心法，不是"动心忍性"，而是与你静坐一会儿。

这本书在我们心中盘算已久，但其中的内容却一直让我们感觉不好下手。

肾与气功都是中华文化中最神秘而又最隐晦的部分，其内容及渊源自然也就是一片荒烟蔓草。在众多杂乱无章而又浩瀚如海的文献之中，要如何整理出肾与气功的头绪来？这几乎是个不可能完成的任务。

如果要一个一个理论、一个一个现象来讨论，那么看几本书也不足以完成这个工作。更何况有些理论只是一个人做的梦，或是某位居士练功时的个人体会，诸如此类的，大多是兴之所至、天马行空的创作，也许将它们当作《哈利·波特》或《魔戒》来看，还会显得比较有意思。

经过长久的思索，我们决定釜底抽薪，不再讨论各个想法、做法、讲法的对错，而是直指问题的核心——

肾的基本生理功能究竟是什么？

气功基本能量的来源是什么？

我们专注本体，不再迷惑于表象，撇开那些华丽的言辞、美艳的图案、神奇的描述、难解的推论……与我们之前研究中医药理论一样，我们回到了生理学的本质，回到血液循环的基本性质。

于是一层一层地剥下去，终于找到了气功的根源——能量，并选择以数学这个最纯粹的逻辑工具作为表述。在这个过程中，我们快刀斩乱麻，直接分析了内功、外功的本质。拨开遮眼云雾之后，可见一轮明月照耀大地，大千世界一切皆清晰能见。

当然，我们在本书中也只是提出一个看法或者是一个说法。科学的真谛在于大胆假设、小心求证，我们大胆地提出我们的猜想，小心地进行验证，审慎地表述其中的内涵。这个过程自然还有不够完善之处，但我们不怕贻笑大方，如果大家能根据逻辑找出漏洞，并做出相应的批判，自然会让我们对此了解得更加通透。我们相信，理性的讨论总是能让我们越发接近一件事或物的本质！

# 延伸阅读

这几年，我们的研究团队就脉诊实验发表了许多论文，相关文章也刊登在中英文期刊上。以下两篇是有关改善肾经的论文摘要，附上查阅网址，有兴趣的读者可以直接下载参阅。

**题目：** **Effect of acupuncture at tai-tsih (K-3) on the pulse spectrum.**

作者：王唯工、徐则林、张修成、王林玉英

刊登期刊：The American journal of Chinese medicine. 1996;24:305–13.

摘要：针灸太溪改善肾经（C2 能量上升）

期刊官网：http://www.worldscientific.com/worldscinet/ajcm

论文网址：https://goo.gl/t664dA

**题目：** **Liu-wei-dihuang: a study by pulse analysis.**

作者：王唯工、徐则林、王林玉英

刊登期刊：The American journal of Chinese medicine. 1998;26:73–82.

摘要：六味地黄丸改善肾经（C2 能量上升）

期刊官网：http://www.worldscientific.com/worldscinet/ajcm

论文网址：https://goo.gl/d2RKNX